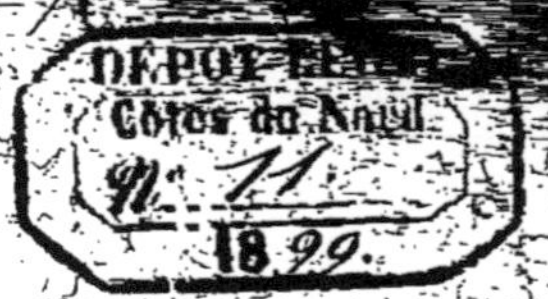

CONTRIBUTION A L'ÉTUDE DE LA FÉTIDITÉ

DANS LES

MALADIES DE L'APPAREIL RESPIRATOIRE

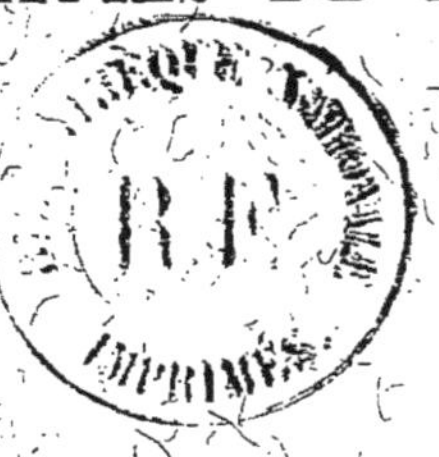

PAR

LE DOCTEUR DÉMÉTRE J. NOICA

EX-EXTERNE DES HÔPITAUX DE PARIS

PARIS
G. STEINHEIL, ÉDITEUR
2, RUE CASIMIR-DELAVIGNE, 2

1899

CONTRIBUTION A L'ÉTUDE DE LA FÉTIDITÉ

DANS LES

MALADIES DE L'APPAREIL RESPIRATOIRE

DU MÊME AUTEUR :

Cancer primitif de la vésicule biliaire (en collaboration avec M. A. THOMAS. *Société anatomique*, 26 juin 1896).

Epithélioma primitif de l'ampoule de Vater (en collaboration avec M. A. THOMAS. *Société anatomique*, 11 juin 1897).

CONTRIBUTION A L'ÉTUDE DE LA FÉTIDITÉ

DANS LES

MALADIES DE L'APPAREIL RESPIRATOIRE

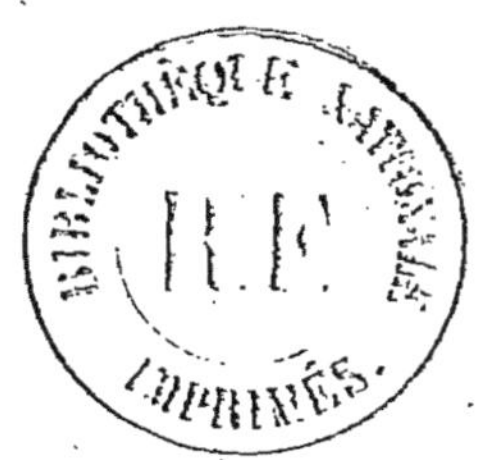

PAR

LE DOCTEUR DÉMÉTRE J. NOÏCA

EX-EXTERNE DES HÔPITAUX DE PARIS

PARIS
G. STEINHEIL, ÉDITEUR
2, RUE CASIMIR-DELAVIGNE, 2

1899

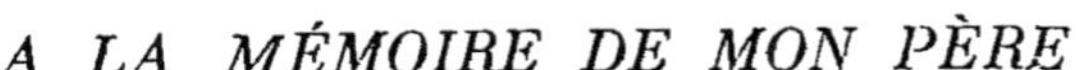

A LA MÉMOIRE DE MON PÈRE

A Monsieur le Professeur CORNIL.

Hommage respectueux pour l'honneur qu'il me fait en présidant ma thèse et humble reconnaissance pour les conseils bienveillants qu'il m'a prodigués pendant deux ans dans son laboratoire et dont je garderai un souvenir toujours vivace.

J'adresse mes remerciements sincères et l'expression de mon respectueux dévouement aux maîtres qui m'ont dirigé dans mes études médicales, à Messieurs Chantemesse, Marie, Quénu et Dejerine, *qui m'ont fait l'honneur de m'accepter comme externe.*

A Messieurs Rigal, Hirtz, Toupet, *mes autres maîtres dans les Hôpitaux ; à Monsieur* Moizard, *qui a eu l'extrême obligeance de mettre son laboratoire à ma disposition.*

INTRODUCTION

Lorsqu'il remplaçait le docteur Cuffer à l'hôpital Necker, mon maître, le docteur Toupet a eu l'occasion de soigner un malade atteint de bronchite fétide.

Frappé par l'odeur fécaloïde de l'expectoration, il a eu l'idée de faire avec ces crachats des ensemencements sur bouillon d'abord et sur gélose ensuite. Il réussit ainsi à avoir des cultures presque pures de colibacilles. Les milieux d'ensemencements exhalaient une odeur fétide, fécaloïde en tout comparable à l'odeur de l'haleine du malade et des crachats qu'il expectorait.

M. le docteur Toupet a eu l'obligeance de me confier les résultats de ses recherches et c'est là le point de départ de mon travail. J'ai cherché dans la clinique et j'ai collationné toutes observations des malades ayant, à un moment donné de leurs affections pulmonaires, présenté de la fétidité.

Etendant plus loin mes recherches, j'ai étudié la sécrétion purulente issue d'un kyste hydatique de la plèvre et j'ai trouvé là encore la même cause de fétidité.

J'ai pu ainsi, ayant recouru à l'obligeance de plusieurs médecins des hôpitaux, MM. Hirtz, Mathieu, Letulle, Barié, Merklen, Troisier et Chauffard, que je dois remer cier ici, recueillir un ensemble de onze cas dont les résultats ont tous été concluants.

Avant de passer à l'étude détaillée de chacun de ces cas, il faut que je donne un exposé général de la technique que j'ai suivie dans mes recherches.

J'ai fait donner à tous mes malades que j'ai examinés un tube préalablement stérilisé et recouvert avec un tampon d'ouate et en même temps, je recommandais au malade de cracher dans un vase sec pendant 24 heures, de façon à pouvoir me rendre compte macroscopiquement de l'aspect de l'expectoration et de sa quantité. Puis, au moyen de fil de platine flambé, je prenais au milieu des crachats dans le tube et de préférence dans la partie la plus épaisse et qui me paraissait être du pus pur, des parcelles que j'allais aussitôt ensemencer dans du bouillon de bœuf contenu dans des tubes stérilisés. Je laissais ensuite ces tubes pendant 24 heures dans l'étuve à 37°, puis je les retirais. A ce moment, le bouillon était troublé avec un léger voile à la surface et au fond du tube on trouvait très souvent un peu de dépôt.

En examinant les liquides au microscope après coloration au violet de gentiane, je trouvais des colibacilles en grande quantité, mais à côté de lui je rencontrais sur mes préparations des staphylocoques le plus souvent, quelquefois du streptocoque et du pneumocoque de Friedlander et des pneumocoques de Talamon, ainsi que des spores et du mycelium, etc. Non content de ces résultats, je décolorais par le Lugol et je voyais que j'avais bien eu affaire à des colibacilles, car je n'en trouvais plus la moindre trace ; quelques-uns cependant étaient légèrement visibles, mais décolorés.

Prenant alors une gouttelette de ce bouillon, je

l'ensemençais sur la gélose, que je plaçais comme le bouillon pendant 24 heures dans l'étuve à 37°. Au bout de ce temps, à la surface de milieu de culture, je voyais en général des traînées blanches linéaires et festonnées et à côté d'elles quelques taches blanchâtres représentant des colonies isolées.

Faisant une préparation de ces cultures et la colorant avec le violet de gentiane, j'examinais au microscope ; je ne trouvais presque toujours que des colibacilles en très grande quantité ; c'est alors que je traitais ma préparation par le Gram, et alors sensiblement je voyais apparaître de très rares staphylocoques ou des streptocoques ou des pneumocoques du Talamon ou des tetragenes et des spores de champignon qui n'étaient pas visibles au début, cachés qu'ils étaient par l'abondance des colibacilles maintenant totalement décolorés par le liquide. Mais je parvenais à obtenir des cultures absolument pures en ensemençant à nouveau sur gélose les colonies que je venais d'examiner.

Certain alors d'avoir affaire seulement au colibacille, j'en recherchais les caractères. Il coagulait le lait en 24 heures ; cultivé sur la gélatine inclinée, il me donnait des traînées blanchâtres à reflets bleuâtres ; en piquant la gélatine avec un fil à ensemencement, j'avais la formation des clous caractéristiques, pas de liquéfaction et souvent on voyait des bulles de gaz au centre de la culture. Sur pomme de terre, il donnait des traînées jaunâtres humides, qui devenaient brun chocolat deux ou trois jours après. Sur la gélose colorée en bleu par la teinture de tournesol, les colonies coloraient assez souvent en rouge le milieu où elles se développaient.

Enfin, je l'inoculais dans un bouillon avec lactose et carbonate de chaux et très souvent la lactose fermentait.

Après avoir ainsi soumis mes cultures aux différentes épreuves, j'étais sûr d'avoir affaire à du colibacille. Ceci me permet aujourd'hui d'affirmer que c'est lui que je trouvais dans les milieux fétides, que j'avais recueillis. D'ailleurs tous mes tubes ensemencés répandaient eux aussi cette odeur fade et même fécaloïde que je constatais dans l'haleine de mes malades et dans leurs crachoirs. Cependant en conservant ces cultures pendant quelques jours, leur odeur diminuait et arrivait même à disparaître. Outre les cultures, j'ai de plus fait des inoculations sur des animaux et j'ai pris pour cela la souris et le cobaye. J'ai injecté du bouillon ensemencé dans le péritoine de ces animaux et j'ai constaté les lésions caractéristiques du microbe que je voulais déterminer. La mort est en effet survenue au bout de 24 heures ou 48 heures et à l'autopsie, j'ai trouvé des inflammations de séreuses, de la gastroentérite avec des follicules tuméfiés et exulcérés et de la congestion dans les autres organes.

Certain de l'authenticité des colibacilles j'ai voulu reproduire expérimentalement sur les animaux les lésions que j'avais observées chez l'homme. J'ai donc pris du bouillon ensemencé et je l'ai injecté dans la trachée de différents animaux, notamment du chien, du cobaye et du lapin. Ces animaux m'ont tous présenté de la trachéo-bronchite. De plus, j'ai observé de la congestion des deux poumons, dans quelques cas de la pneumonie ou de la broncho-pneumonie aiguë ou de la broncho-pneumonie avec dilatation des bronches, c'est-à-dire que dans les noyaux de broncho-pneumonie on trouvait les bronches dilatées et remplies de substance caséeuse. Enfin, une fois, et j'insiste sur ce point, j'ai trouvé des lésions très nettes de gangrène pulmonaire à l'autopsie d'un cobaye.

Pour la clarté du sujet je divise mon travail en six chapitres :

CHAPITRE Ier. — La bronchite fétide.

CHAPITRE II. — La broncho-pneumonie avec expectoration fétide.

CHAPITRE III. — La dilatation des bronches.

CHAPITRE IV. — La dilatation des bronches avec gangrène pulmonaire.

CHAPITRE V. — La tuberculose pulmonaire compliquée d'une expectoration fétide.

CHAPITRE VI. — Affections de la plèvre (kyste hydatique suppuré et fétide, pleurésie purulente enkystée).

A chacun de ces chapitres j'exposerai en détail mes observations cliniques, mes examens bactériologiques et mes expériences.

CHAPITRE PREMIER

Bronchite fétide.

Voyons d'abord ce qu'ont dit les principaux auteurs à propos de cette affection.

Voici ce que dit Laënnec (1) :

« Je serais même tenté de croire, d'après plusieurs cas dans lesquels les malades ont survécu, que l'odeur et l'aspect des crachats tels que je viens de les décrire *ne prouvent pas toujours l'existence d'une excavation gangréneuse dans le poumon,* et que ces caractères peuvent quelquefois dépendre d'une disposition générale à la gangrène, qui n'a son effet que sur la sécrétion muqueuse des bronches. Deux ou trois fois je n'ai absolument rien trouvé à l'ouverture des corps, qui justifiait l'odeur gangréneuse, si ce n'est la promptitude de la putréfaction, particulièrement dans la muqueuse bronchique ».

Observation I

Trousseau écrit ces lignes à l'article *Dilatation des bronches* (2) :

En 1848 je voyais avec M. Louis, un homme de 62 ou 63 ans, qui avait un catarrhe bronchique, avec dilatation des bronches ; quand nous fûmes mandés auprès de lui, il était déjà gravement malade depuis plusieurs mois ; nous lui eûmes donné des soins infructueux :

Pendant tout le cours de la maladie, la puanteur de l'haleine était

(1) Laennec, *Traité d'auscultation*, édit. d'Andral, T. III, page 556.
(2) Trousseau, *Clinique médicale de l'Hôtel-Dieu*, t. Ier, p. 683.

telle que tout l'appartement était empesté, bien que cet appartement fût très vaste et dans l'escalier on était péniblement affecté de l'odeur qui s'y répandait.

Je ne savais qu'était devenu le malade ; je le croyais mort, quand en mai 1863, c'est-à-dire 15 ans plus tard, appelé auprès d'une de ses filles, j'apprenais d'elle que son père était encore vivant, qu'il conservait un catarrhe bronchique, qui n'avait rien d'extraordinaire que sa tenacité.

La persistance de la fétidité, quand rien d'ailleurs ne permet de croire à la gangrène lobulaire du poumon, est donc à elle seule un signe diagnostic important de la dilatation des bronches.

Cependant, Messieurs, il peut se faire que plusieurs mois durant, l'expectoration soit fétide, abondante, sans qu'il y ait autre chose qu'un simple catarrhe pulmonaire ; c'est que chez certaines personnes, il advient pour le flux bronchique, ce qui se produit dans certains flux liés à l'inflammation d'une membrane muqueuse.

Déjà l'autre jour en vous parlant de l'origine, je vous rappelais que le flux blennorrhagique, chez l'homme et chez la femme, prenait quelquefois une fétidité extrême aussi bien que le flux du coryza aigu ou subaigu sans qu'il fût possible de dire les causes d'un pareil phénomène, et sans que d'ailleurs la même chose soit toujours observée chez les mêmes personnes et dans des circonstances en apparence identiques.

Il peut donc arriver dans certaines épidémies de grippe, ou sous l'influence de la diathèse herpétique, par exemple, une puanteur extraordinaire qui s'arrêtera lorsque cessera la phlegmasie spéciale qui aura déterminé le flux ; c'est peut-être bien le cas du dernier malade dont je viens vous entretenir, chez lequel, M. Louis et moi, soupçonnions la dilatation des bronches et qui, depuis quinze ans jouit d'une santé assez bonne pour nous faire supposer que nous nous sommes trompés dans notre diagnostic, car il est rare que la dilatation des bronches diminue à mesure que l'on avance en âge.

C'est donc un cas de bronchite chronique simple compliquée accidentellement d'une expectoration fétide sans aucune gravité.

Voici encore une autre observation du même auteur (1) :

(1) Trousseau, *loc. cit.*, art. *Gangrène du poumon*, p. 725.

Observation II

Cet homme, âgé de 50 ans environ, est depuis longtemps sujet à s'enrhumer, et ses rhumes sont violents et tenaces; de plus, à son dire, une première fois déjà, il y a quelques années, l'un de ces rhumes s'est compliqué des mêmes accidents que nous observons aujourd'hui. Entré à l'hôpital il y a plusieurs mois, il était tourmenté par une toux fréquente, accompagnée d'une expectoration catarrhale qui d'abord n'offrait rien d'extraordinaire, ni dans la quantité des crachats rendus ni dans leurs qualités physiques; le mouvement fébrile était prononcé, les choses se passaient d'ailleurs avec une telle régularité que nous n'avions pas à nous préoccuper, lorsque, tout à coup, peu de jours après son arrivée dans nos salles, il rendit des crachats d'une fétidité si pénétrante, que la religieuse du Service fut obligée de tenir constamment ouvertes les fenêtres voisines de son lit. Tous les malades de la salle et ceux de la salle contigüe à la nôtre se plaignaient d'être infectés par cette horrible odeur; nous mêmes nous nous trouvâmes plus d'une fois incommodés, lorsqu'au moment de la visite, cet individu toussait devant nous. Son haleine et les matières de l'expectoration repandaient une odeur gangréneuse insupportable.

Mais après douze, vingt-quatre, trente-six ou quarante-huit heures, cette odeur gangréneuse était remplacée par une odeur fade mielleuse très désagréable toutefois et constituant peut-être un caractère spécifique dans la maladie dont il va être question.

Ces accidents se renouvelaient tous les quinze jours; tantôt accompagnés d'une fièvre plus ou moins vive, tantôt, au contraire, le mouvement fébrile manquant absolument.

En auscultant la poitrine avec le plus grand soin comme nous le faisions à chaque visite, nous ne trouvâmes jamais de gargouillements, jamais de souffle, aucun signe, en un mot, de l'existence de cavernes pulmonaires; nous n'entendions que des ronchus sonores au niveau de l'omoplate du côté droit. Quelques gros râles muqueux à peine perceptibles durant vingt-quatre heures ou quarante-huit heures, puis cessant tout à coup.

La percussion cependant donnait au sommet à droite une matité très notable principalement en arrière.

Par conséquent, c'est encore une observation de

bronchite chronique compliquée accidentellement de fétidité et Trousseau la met au chapitre de gangrène du poumon, mais il reconnaît lui-même que ce n'est pas une gangrène vraie, et Trousseau ajoute immédiatement après l'exposition de son observation :

« A défaut des signes stéthoscopiques du ramollissement « du tissu pulmonaire, et d'une cavité communiquant « avec les bronches l'odeur caractéristique de l'haleine « et des crachats nous faisaient penser à une gangrène « du poumon ; mais la marche des accidents, leur inter- « mittence, la prédominence de l'élément catarrhal, « nous disaient aussi que nous avions à faire à une de « ces gangrènes d'une espèce particulière, sur lesquelles « M. Briquet, a le premier appelé l'attention des pra- « ticiens (1).

Grisolle (2) écrit cette phrase à l'article de *Bronchite chronique* :

« Les matières expectorées dans la bronchite chronique n'exhalent communément aucune odeur; cependant elles peuvent devenir accidentellement ou assez habituellement infectes. Cela peut dépendre de plusieurs causes : d'une gangrène de la muqueuse tapissant quelques bronches dilatées ; de l'altération subie par les liquides bronchiques, retenus dans quelque ampoule de l'arbre bronchique ».

Grisolle, par conséquent, admettait l'existence de cet accident : la fétidité au cours d'une bronchite chronique sans aucune autre lésion bronchique ou pulmonaire.

(1) Briquet, *Mémoire sur un mode de gangrène du poumon. Archives de médecine*, mai 1841.

(2) Grisolle, *Traité de pathologie interne*, t. 1er, p. 384-385.

Laycock (1) décrit pour la première fois une affection intitulée *Bronchite fétide,* dans laquelle les produits de la secrétion bronchique sont extrêmement fétides, mais d'une fétidité qui n'est pas exactement gangréneuse et rappelle plutôt l'odeur stercorale ou bien celle de l'acide butyrique. Il a constaté chimiquement la présence de cet acide dans les matières expectorées et il distingue les faits de ce genre des gangrènes broncho-pulmonaires. Laycock attribue l'altération du produit de secrétion bronchique à une perversion du système nerveux, comparable à celle qui détermine l'apparition du sucre dans le sang, dans l'expérience de la piqûre du plancher de Cl. Bernard.

Dans les trois cas de Laycock, la strychnine aurait fait disparaître la fétidité des crachats (2).

Lasègue (3) trace le tableau suivant des symptômes qui caractérisent ces gangrènes curables des poumons :

« Un individu d'un âge variable, d'une constitution plus ou moins robuste, le plus souvent éprouvé par des fatigues ou des maladies antérieures multiples, est pris d'une bronchite qui d'abord n'a pas de caractères particuliers ; l'oppression est médiocre, la toux intense, l'expectoration assez abondante, et telle qu'on la rencontre ordinairement à une période assez avancée des affections catharrales ; les crachats deviennent plus copieux et plus purulents ; quelques-uns sont d'une fétidité qui appelle l'attention du malade ou de ceux qui l'approchent.

Cette première crise passe plus ou moins inaperçue ; la fétidité de l'expectoration s'atténue ou disparaît, la bronchite persiste ; il y a peu ou pas de fièvre.

(1) Laycock, *One fetid bronchitis* (*Medical Times and Gazette*, 1857).
(2) Extrait de l'art. *Gangrène du poumon, Diction. Jaccoud.*
(3) Lasègue, *Gangrenes curables des poumons*, *Etudes médicales*, t. II, 1857.

Après un intervalle variable, la bronchite semble subir une certaine recrudescence.

L'expectoration devient d'un jaune verdâtre, parfois brune, d'autres fois grise ; elle est de nouveau d'une fétidité singulière et gangréneuse. Son abondance va croissant et peut atteindre des limites extrêmes. D'ordinaire, elle se produit par accès à diverses heures de la journée, le matin, le soir, dans la nuit, en laissant des périodes de repos pendant lesquelles l'haleine garde plus ou moins une odeur désagréable ; les forces diminuent, l'appétit s'amoindrit, la fièvre est modérée ou nulle, les fonctions digestives sont peu troublées. A l'auscultation, on constate la présence de râles humides occupant plus ou moins d'étendue, gros ou sous crépitants, persistant dans les mêmes points, disséminés, mobiles, accompagnés ou non de retentissements bronchiques de la voix sans matité prononcée ; il survient parfois quelques frissons de courte durée qui précèdent une expulsion abondante de crachats ; la toux n'a pas de caractères spécifiques. Cet état de choses peut se prolonger des semaines, des mois, presque des années, au grand détriment de la santé générale, qui s'affaiblit, sans arriver néanmoins jusqu'à la débilité hectique d'une tuberculisation avancée ; il n'y a que peu ou pas d'hémoptysie. Quelle que soit la continuité du mal, on observe de temps à autre des suspensions ; l'expectoration diminue et c'est toujours par là que l'amendement persistant ou momentané commence ; la fétidité cesse graduellement ou disparaît tout à coup. Pendant les intermissions, les signes stéthoscopiques s'atténuent ou ne se modifient pas.

Si la période du repos est longue, le malade semble se rétablir ; si elle est courte, il en éprouve un soulagement dont l'économie profite à peine. Quelle que soit la marche que la maladie suive à ce point de vue, la bronchorrhée est toujours un fait essentiel ; c'est plutôt l'excès que la nature de l'expectoration qui semble exercer une influence fâcheuse (1) ».

Le caractère relativement bénin de ces gangrènes curables des poumons, l'absence des signes stéthoscopiques en dehors de ceux qui caractérisent la bron-

(1) TROUSSEAU, *loc. cit.*, extrait de *Gangrène du poumon*, p. 729-730, t. I.

chite simple, la présence de la fétidité seulement de temps en temps, comme un accident désagréable mais non comme un symptôme de malignité, me fait intercaler ces gangrènes curables des poumons au chapitre des bronchites chroniques fétides.

Traube en 1861, publie *Ueber putride bronchitis ;* ce mémoire contient onze observations suivies d'autopsie et met surtout en évidence la fréquence de la gangrène vraie parenchymateuse du poumon, survenant à titre de complication terminale dans le cours de la bronchorrhée et de la bronchite putride. Traube insiste sur ce point que l'expectoration de la bronchite putride peut offrir tous les caractères de celle de la gangrène vraie du poumon, l'aspect, la consistance, l'odeur, la séparation des trois couches, la présence des bouchons de Dittrich ; celle des débris de parenchyme pulmonaire dans les crachats et seule caractéristique de la gangrène vraie (1) ».

Depuis, tous les auteurs classiques admettent l'existence de la bronchite et ou ils décrivent au chapitre bronchite chronique, l'expectoration fétide comme un accident, en général passager, sans gravité (Dieulafoy, Marfan, Thoinot) ou ils font un chapitre à part sous le titre de bronchite fétide ou putride dans lequel ils considèrent d'accord avec les premiers la fétidité comme accident passager d'une bronchite datant de longue date (chronique) ou dans quelques cas très rare la fétidité survenant dans une bronchite aigüe datant de 2-3 jours (la bronchite fétide primitive). Eichorst, Laveran-Teissier, Strümpell.

(1) Extrait de l'article de Barié, *dict. Jaccoud.*

A quoi est due cette fétidité ? Tout le monde est d'accord aujourd'hui à admettre que la fétidité est le résultat soit de la décomposition putride des produits secrétés par les bronches, sans que la muqueuse bronchique présente une autre lésion en dehors de celle de l'inflammation ordinaire, soit dans quelques cas plus rares, ce symptôme est l'indice d'une gangrène des extrémités bronchiques généralement sans aucune gravité (Lasègue, Briquet).

Cette décomposition putride est certainement produite par des micro-organismes saprogènes qui y provoquent un processus de fermentation, de putréfaction, d'où fétidité de l'expectoration, ce qui nous amène à décrire l'état actuel de la bactériologie de la bronchite fétide.

Bactériologie de la bronchite fétide. — Dittrich (1) décrit dans les crachats de dilatation chronique compliquée de gangrène trois couches, une supérieure spumeuse, une moyenne mince, liquide, et une inférieure constituée par un dépôt granuleux de coloration variable suivant les cas (brun ou cendré avec reflets verdâtres ou noirâtres).

Dans cette dernière couche, Dittrich a décrit des particules que l'on désigne sous le nom de bouchons bronchiques myotiques ou de bouchons de Dittrich.

Le volume de ces particules est assez variable, ils peuvent varier de la grosseur d'une tête d'épingle à celle d'un haricot ; leur coloration est habituellement

(1) Dittrich, *Gangrène du poumon consécutive à la dilatation chronique des bronches*, 1850.

celle de l'expectoration grisâtre ou brunâtre. Ils sont d'autant plus foncés qu'ils sont plus anciens.

Ils se laissent écraser facilement et dégagent alors une odeur fétide.

Traube (1) considère ces bouchons de Dittrich comme caractéristiques de la bronchite fétide.

Eichorst, sans nier la présence des bouchons, fait une restriction qu'on peut observer avec décomposition putride des crachats sans qu'ils contiennent les éléments de Dittrich.

Jaffé et Leyden (2) réussirent à dissocier, à l'aide de forts grossissements dans les bouchons de Dittrich, des bâtonnets et des filaments souvent articulés et à mouvements très vifs, qui possédaient une grande ressemblance morphologique avec les filaments ténus du lepthotrix buccalis. C'est pourquoi Jaffé et Leyden ont appelé ces schizomycètes lepthotrix pulmonalis.

On rencontre également de nombreuses granulations sporulaires très fines, réunies en chaînettes. Pour ce genre d'organismes, la réaction iodée est caractéristique. Par l'addition de teinture d'iode, le contenu de ces filaments et de ces spores prend une teinte brun jaunâtre, bleu violacé, pourpre ou même bleue.

En dehors du leptothrix, on constate encore la présence de spirilles en mouvement (spirochaetes) et des éléments en forme d'anguilles ; enfin Bonome y observa récemment des staphylococcus pyogènes albus et aureus.

Canali a décrit une bronchite putride à la suite d'actinomycose des bronches.

(1) TRAUBE, *Ueber putriden bronchitis*, 1861.
(2) LEYDEN et JAFFÉ, *Deutsches Arch. f. klin. Med. II*, p. 488.

Rosenstein (1) apporte l'observation d'une jeune fille qui, après avoir respiré auprès d'une malade atteinte de muguet fut atteinte de bronchite putride avec oïdium albicans.

Fischer a montré dans la bronchite putride (comme aussi dans d'autres affections pulmonaires) des sarcines (pneumomycose sarcinique de Virchow). La sarcine est incolore et ressemble à la sarcine stomacale ordinaire; seulement elle est un peu plus petite (0,0033 à 0,0017 millièmes). Ce qui la caractérise, c'est le groupement par 4 ou par multiples de 4.

M. Lancereaux a vu de nombreux diplocoques dans les crachats.

M. Marfan a trouvé en grande abondance le bacterium termo.

Luminger (2), dans 12 cas observés par lui, n'a trouvé qu'une seule fois le leptothrix pulmonaris, mais il nous a donné un examen bactériologique de ses 12 cas, l'examen le plus complet jusqu'à aujourd'hui.

Luminger a isolé six espèces de microorganismes dans l'expectoration de la bronchite fétide : quatre staphylocoques.

Staphylococcus pyogènes albus.
— — citreus.
— — cereus flavus.
— — cereus albus.

Un diplocoque

et un bacille auquel il attribue le rôle primordial. C'est un bacille long de 2 μ, arrondi et légèrement épaissi

(1) Rosenstein, *Zur putriden bronchitis* (*Berlin. klin. Wochenseher*, 1867).
(2) *Wien. med. Presse*, p. 666.

aux extrémités et un peu recourbé. Il ne pousse pas sur la gélatine, ni sur la pomme de terre, mais se cultive bien sur la gélose et sur le sérum du sang. Au bout de 2 ou 3 jours, les cultures se présentent comme des colonies très nombreuses, blanc-grisâtre.

Ces cultures, au bout de 6 à 7 jours, présentent une odeur fétide, analogue à celle des crachats. Inoculé dans la trachée ou le parenchyme pulmonaire, ce bacille détermine une irritation qui aboutit parfois à la gangrène.

Luminger considère ce bacille comme caractéristique de la bronchite putride parce qu'il l'a trouvé toutes les fois que le malade présentait de la fétidité, tandis que dans l'intervalle, c'est-à-dire quand la fétidité disparaissait à la suite du traitement, l'auteur dit qu'avec toute l'attention il lui était impossible de trouver ce bacille dans les crachats de son malade.

Abordons maintenant l'étude de nos faits personnels :

Observation III

P..., François, âgé de 53 ans, homme de peine, entré le 21 juillet 1898. Salle Vernais, lit 16, Hôpital Necker. Service d'été de M. Toupet.

Antécédents héréditaires. — Père et mère morts.

Antécédents personnels. — Trois enfants qui se portent très bien. Femme morte tuberculeuse à 52 ans.

Le malade a eu une bronchite il y a dix ans (durée 3 mois); à ce moment l'haleine était fétide; depuis tousse toujours un peu et son haleine a conservé mauvaise odeur.

Pas de spécificité, ni d'éthylisme.

Histoire de la maladie. — Il y a trois semaines le malade avait été pris pendant son travail, d'étourdissements, de frissons, le soir, sans point de côté localisé, le malade était courbaturé, avait une anorexie presque complète ; dès le lendemain il s'était mis à tousser. Il s'est soigné chez lui pendant 7 jours. Il est entré à l'hôpital le 21 juillet 1898.

État actuel. — Le malade a maigri, les téguments sont blanchâtres et flasques, la peau a perdu un peu de son élasticité, varicosités légères aux membres inférieurs, face colorée.

L'œil gauche présente sur le bord interne de la cornée un petit nodule graisseux. Le cercle senile est très accentué.

Appareil respiratoire. — Le thorax un peu globuleux à droite.

Percussion. — En avant, normale des deux côtés. En arrière à droite, matité à la base et à la partie moyenne ; normale au sommet. A gauche, sonorité normale.

Les vibrations thoraciques un peu augmentées à la base droite.

Auscultation. — En avant, la respiration est un peu exagérée à droite et l'on entend des râles ronflants et sibilants.

En arrière à droite, râles sonores disséminés dans toute l'étendue. A la base l'on entend un souffle à timbre rappelant le souffle tubaire. Tout autour, foyer de râles crépitants fins ; l'auscultation de la voix ne fait entendre ni bronchophonie, ni pectoriloquie aphône.

A gauche, râles sonores disséminés.

La toux est peu fréquente, suivie d'une expectoration abondante, muqueuse et fétide.

Les crachats sont homogènes et ne se séparent pas en couches distinctes dans le vase.

Appareil digestif. — Langue bonne, humide, rouge sur les bords et à la pointe. Appétit conservé, digestion bonne, selles régulières.

Au foie le malade n'a pas de douleur ; il s'étend du bord supérieur de la 6e côte jusqu'à un travers de doigt au-dessus du rebord costal sur la ligne mamelonnaire.

Appareil urinaire. — Il urine un litre et demi à deux litres en 24 heures, l'urine peu colorée et trouble, pas de sucre, pas d'albumine.

Rien du côté du système nerveux.

Les reflexes normaux.

Le soir de son entrée la température est de 39°8.

Le 22 juillet. — La température tombe à 36°8. On entend toujours les mêmes phénomènes stéthoscopiques.

Le 23 juillet. — Nouvelle ascension de température à 38°6; même état pulmonaire.

Le 24 juillet. — Température 36°8.

Le 25 juillet. — Température 37°2. On donne pour lui faire tous les jours une injection sous-cutanée de 2 centimètres cube d'eucalyptol.

Le 26 juillet. — Le souffle tubaire a beaucoup diminué. On ne l'entend que dans les grandes inspirations.

Il y a des râles sonores dans toute l'étendue, l'expectoration est moins abondante et paraît moins fétide.

Les 27, 28, 29, 30, 31 juillet. — Le souffle tubaire disparaît et revient de temps en temps, mais quand il apparaît on ne l'entend que dans les grandes inspirations.

Les râles sonores existent toujours.

L'expectoration moins abondante chaque jour, perd sa fétidité.

La température oscille entre 37°6 et 36°8.

Les 1er, 2, 3, 4, 5 août. — Mêmes signes d'auscultation que les jours précédents, la matité est moins étendue, l'expectoration est peu abondante, la fétidité a disparu.

Pas de fièvre.

Le 6 août. — Le malade sort de l'hôpital.

Examen bactériologique, les premiers jours de son entrée :

1° Sur la lamelle une préparation des crachats montre une grande quantité de microbes surtout pneumocoques et quelques rares streptocoques;

2° Culture sur bouillon. Elle sent mauvais, une odeur analogue à celle des crachats. Au microscope on voit très abondamment et presque exclusivement de coli-bacilles sous forme de bâtonnets courts et gros, facilement colorables par le violet de gentiane.

Ils se décolorent par le Gram.

Dans une goutte de bouillon les colis sont mobiles.

La culture sur gélose donne des traînées blanches à reflet bleuâtre.

Ensemencées dans du lait ils le coagulent en quelques heures.

Observation IV

Eugène D..., âgé de 42 ans, polisseur de métaux entré le 29 août salle Damaschino, lit N° 9. Hôpital Laënnec, service de M. Barié.

Antécédents héréditaires. — Père mort à 52 ans, d'une maladie qui a duré huit mois, cachexie progressive (il paraît d'après les renseignements du malade que ce n'était pas de la tuberculose, cependant il toussait beaucoup.)

Mère bien portante, âgée de 73 ans.

Elle ne tousse pas.

Les grands parents du côté du père présentent de la longévité, et toussaient. Ceux du côté de la mère étaient aussi des tousseurs, mais aucun d'eux n'avait une expectoration fétide.

Un frère et une sœur bien portants, le premier tousse, la seconde ne tousse pas.

Une petite sœur morte de brûlures.

Antécédents personnels. — D'une excellente santé avant la maladie actuelle, il ne se rappelle avoir eu aucune maladie.

Marié à 23 ans, il a eu 12 enfants, dont quatre sont vivants et bien portants et huit sont morts, deux de diphtérie et six de méningite en bas-âge.

Il y a 7 ans, depuis le malade n'a pas eu d'enfants, il a eu un chancre syphilitique à la verge, des plaques muqueuses dans la bouche et à l'anus, des ulcérations sur la peau qui lui ont laissé des cicatrices, des maux de tête ; en somme syphilis soignée par M. Fournier à l'hôpital St-Louis, pendant 18 jours avec des pillules Dupuytren et de l'iodure de potassium ; en sortant de là, on lui a recommandé de continuer à se traiter.

Pendant 6 ans le malade a pris de l'iodure de K, tous les ans, mais il n'est plus retourné à l'hôpital St-Louis.

Histoire de la maladie. — Le malade tousse depuis qu'il se connaît (dit-il), mais sans cracher beaucoup ; il n'a remarqué de la fétidité dans ses crachats, que deux mois avant son entrée à l'hôpital.

Il y a six ans (une année après l'accident spécifique), le malade a eu un point de côté thoracique à gauche ; il est resté au lit pendant quatre ou cinq jours ; il a été soigné par des révulsifs. Le malade a repris son travail peu après.

Deux ans après (il y a 4 ans) il reste au lit pendant trois semaines souffrant d'une douleur qu'il compare à un étau qui lui aurait serré le tronc. Le diagnostic du médecin fut névralgie intercostale.

Depuis il a toujours été bien portant jusqu'à il y a deux mois avant son entrée. A ce moment là le malade ressent une fatigue générale qu'il attribue à un surcroît de travail, surtout au transport d'un lourd fardeau.

Cet état de fatigue dure trois jours, mais ne fut pas assez intense pour le forcer à s'aliter.

De plus, avec la fatigue les crachats sont devenus aussi plus abondants et plus purulents. Le malade continue à travailler mais avec peine, parce que son état d'asthénie augmentait de plus en plus et un mois après il cesse son travail.

Trois jours après avoir cessé de travailler, sa femme lui fait la remarque que les crachats sentaient très mauvais et alors lui-même se rend compte de la vérité.

Pendant un mois, il reste chez lui moitié du temps debout, moitié du temps couché, toussant et crachant du pus avec de l'écume et répandant autour de lui-même une odeur désagréable ; alors voyant que son état ne s'améliore pas, il rentre à l'hôpital Laënnec le 29 août, où on fait le diagnostic de bronchite fétide simple.

Depuis son entrée jusqu'aujourd'hui, il est resté à peu près dans le même état.

Etat actuel. Le 3 octobre. — Le malade est d'une constitution très forte, grand, musclé ; il y a huit mois il pesait 90 kilos, aujourd'hui il pèse seulement 63 kilos, mais il a maigri plutôt depuis trois mois, depuis qu'il tousse et crache abondamment ; l'appétit a diminué beaucoup pendant ce temps, la nuit il transpire un peu mais sans fièvre (du moins depuis son entrée à l'hôpital où il n'en a pas eu un seul jour).

On peut dire qu'aujourd'hui son état général est satisfaisant et le malade lui-même dit qu'il se sent mieux et que l'appétit revient ce qui l'encourage à demander son transfert à Vincennes.

Le malade tousse jour et nuit, un peu par quintes, et après chaque toux, il élimine un crachat purulent, jaune, verdâtre, entouré d'un peu d'écume qui de temps en temps sent mauvais. Le matin l'expectoration n'est pas plus abondante que dans le reste de la journée (il dit seulement que la toux devient plus forte après avoir mangé).

La nuit, la toux le gêne pour dormir ; à force de tousser dit-il, il a sur la région sternale une sensation de brûlure. Jamais le malade ne vomit après la toux, jamais il n'a craché du sang.

La quantité des crachats est en moyenne de 350 grammes en 24 heures.

Lorsqu'on les recueille dans un verre on voit qu'ils se séparent en trois couches assez nettes : une couche superficielle spumeuse, une couche moyenne purulente et une troisième muco-séreuse. Dans cette dernière on voit des prolongements provenant de la partie inférieure de la seconde et ressemblant à des flocons de laine suspendue dans l'eau.

La fétidité des crachats ne gêne en rien les malades du voisinage et pour se rendre compte de cette odeur, il faut ou s'approcher de l'haleine du malade ou approcher de son nez le crachoir et mieux même en l'agitant préalablement avec une baguette.

Poumons. — Lorsqu'on examine le malade, on ne trouve aucune déformation de la poitrine et les dimensions thoraciques sont normales.

A la percussion, on trouve en arrière de la sonorité dans toute la hauteur du poumon ; cependant à gauche la tonalité semble un peu moins élevée. A l'auscultation le murmure vésiculaire s'étend très bien dans toute la poitrine ; aux sommets on ne trouve rien d'anormal, au-dessus de l'épine de l'omoplate ; au-dessous on entend une aspiration bruyante et prolongée, entrecoupée de sibilances, mais malgré les recherches on ne peut découvrir aucun râle.

En avant à la percussion, on trouve les sommets sonores dans les fosses sus et sous-claviculaires ; cependant à gauche la tonalité semble un peu plus élevée. A l'auscultation, ici comme en arrière, on a une expiration prolongée et bruyante et au niveau des grosses bronches on trouve de gros râles muqueux et quelques râles sibilants.

Cœur. — De temps en temps le malade a des palpitations depuis trois mois et la percussion de l'organe bien délimité ne nous montre pas d'augmentation trop considérable du diamètre transversal. La pointe bat normalement ; il n'y a pas de dilatation de veines du cou, pas de souffle ; les deux bruits sont bien frappés et le malade n'étant pas cyanosé, on en conclut qu'il n'y a pas dilation du cœur droit.

Foie, rate. — Malgré les antécédents alcooliques (le malade nous dit qu'il boit deux litres de vin par jour) ; nous ne trouvons rien du côté de son foie, il n'est pas augmenté de volume, ne remontant pas en haut au-dessus de la 4e côte et ne dépassant pas les fausses côtes en bas. De plus, pas d'ascite, rien en somme qui nous permette de croire à l'affection de cet organe, malgré les douleurs que le malade a éprouvées dans cette région.

De son côté, la rate peu sensible à la percussion, ne paraît pas augmentée de volume.

Comme vestige de son intoxication, nous ne retrouvons qu'une sensibilité exagérée de la plante des pieds.

Reins. — A l'examen des urines qui sont un peu troubles, on ne trouve ni sucre, ni albumine, aucun signe ni de diabète, ni de néphrite.

Appareil digestif. — Régulier, pas de constipation, pas de diarrhée, l'appétit seulement diminue, il commence à revenir.

Système nerveux. — Normal. Reflexes normaux, sensibilité normale.

Examen bactériologique. — 1er *Examen.* — Le 28 septembre. Des crachats ensemencés sur bouillon et sur gélose ; 24 heures après le bouillon est trouble avec un petit dépôt ; au microscope des streptocoques et des coli ; sur la gélose des traînées blanches ; au microscope des coli et des streptocoques en assez grande abondance, mais un nouveau réensemencement de gélose sur gélose *nous donne une culture pure de coli-bacilles* qui se décolorent par le Gram ; les coli sont mobiles si on les regarde dans une goutte de bouillon.

Les coli-bacilles cultivés sur différents milieux ont coagulé le lait en 24 heures, fait fermenter la lactose, coloré en rouge la gélose bleuie par la teinture de tournesol ; cultivés sur la pomme de terre, nous avons eu des cultures en traînées jaunâtres saillantes 24 heures après, puis les jours suivants elles sont devenues brun-chocolat.

La réaction de l'indol, je n'ai pu l'avoir qu'après avoir laissé le tube trois jours à l'étuve ; alors j'ai eu un léger précipité rouge brique au fond du tube.

Les crachats du malade examinés plusieurs fois n'ont pas présenté de bacilles de Koch.

Cultivés sur la gélatine inclinée, ils forment des traînées blanchâtres à reflet bleuâtre ; sur la gélatine en piqûre une traînée comme une feuille transparente couverte de poussière. Pas de liquéfaction.

2e *Examen.* — Le 11 octobre, à la veille de son départ pour Vincennes, l'expectoration est très diminuée, la fétidité presque totalement abolie.

Les crachats ensemencés dans le bouillon le troublent en 24 h., léger dépôt au fond, pas de voile à la surface. Sur la gélose on voit des colonies blanches et rondes de différentes dimensions.

Au microscope on trouve seulement des *staphylocoques*, quelques coli seulement, un ou deux par champ de microscope.

Les cultures ne sentent pas.

Pas de bacilles de Kock, dans les crachats.

Inoculations. — Une culture de coli sur bouillon de 24 heures injectée dans le péritoine d'un lapin (2 centimètres cubes), d'un cobaye (1 centimètre cube), d'une souris (quelques gouttes).

Le lapin est malade pendant quelques jours, puis il se remet, la souris se porte bien, mais le cobaye est mort 48 heures après l'injection.

Autopsie du cobaye : péritonite fibrino-sanguinolante, pas de liquide accumulé, l'estomac énormément dilaté, rempli par un liquide louche, la muqueuse injectée, même qualité de liquide abondant dans l'intestin, la muqueuse injectée et les plaques de Peyer tuméfiées, exulcérées, on les aperçoit du côté externe dans l'intestin comme des nodules bleuâtres, foncés, gros comme des petits noyaux de cerise. Foie congestionné, rate aussi, poumons congestionnés seulement aux bases, plèvre et péricarde tapissés dans quelques points par un exsudat fibrino-gélatineux.

Examen du sang du cœur, pris antiseptiquement, cultivé sur le bouillon et de là, sur gélose, montre des coli.

Le liquide de l'estomac, cultivé sur le bouillon et de là sur le gélose, donne des cultures de coli bacilles pures.

Observation V

Madame S.. , âgée de 59 ans, journalière. Entrée le 7 décembre à l'hôpital Audral service de M. le Dr Mathieu. Lit n° 6. Morte le 9 décembre.

Antécédents héréditaires. — La malade n'a jamais eu d'enfants. Son mari atteint d'une hémiplégie n'a jamais eu d'affection pulmonaire.

Antécédents personnels. — Jamais de maladie, jusqu'à il y a trois ans à ce moment là elle a fait une affection grave du poumon, probablement une pleurésie (?) Après un séjour de deux mois à l'hôpital Saint-Antoine, elle est revenue chez elle, mais elle n'a jamais recouvré la santé complètement ; la malade se plaignait de gêne respiratoire, de dyspepsie en montant un escalier, elle toussait toujours depuis son séjour à l'hôpital, ne crachait pas d'une façon exagérée et son expectoration apparaissait à n'importe quel moment de la journée; elle avait maigri, depuis ce temps, se trouvait dans un état d'affaiblissement général qui allait en s'accentuant.

Histoire de la maladie. — Depuis à peu près trois semaines elle sentait dans les jambes une faiblesse telle qu'elle aurait pu marcher encore à la rigueur mais serait tombée à la moindre tentative.

Elle n'a jamais eu de vertiges, ni fait de chutes. La malade a eu une ou deux fois des crachats striés de sang, jamais d'hémoptysies, jamais de vomiques.

Elle vient à l'hôpital sans aggravation réelle de son état, mais uniquement parce qu'elle n'avait personne pour la soigner.

Son mari vient de tomber paralysé.

État actuel. — Elle est amaigrie et très fatiguée, cependant elle n'est pas encore dans un état de cachexie avancée; la malade ne se plaint de rien spécialement, mais elle tousse par petites quintes, terminées toujours par l'expulsion de crachats fétides.

Elle crache en moyenne en 24 heures 110 grammes; les crachats sont en purée jaune et d'une odeur fétide très forte. On ne peut arriver à déterminer quand a commencé la fétidité, dans tous les cas elle ne peut dater que seulement depuis quelques jours avant son entrée dans le service.

Fièvre, transpirations la nuit. Pas de diarrhée.

Le soir de son entrée la température est de 37°2, mais le lendemain matin elle remonte à 38°4, et le soir (à la veille de sa mort) 38°2.

Examen des poumons. — Le thorax ne présente aucune voussure; d'une sonorité normale peut-être même un peu exagérée; à la partie médiane du poumon gauche, en arrière, un peu de submatité dans une zone peu étendue et très difficile à délimiter.

A l'auscultation, le murmure respiratoire s'entend très bien, l'expiration est prolongée et accompagnée de gros râles muqueux humides et quelques sibilances dans toute l'étendue des poumons.

Dans le poumon gauche, en arrière, au point correspondant à la matité on entend des bouffées de râles sous-crépitants fins mais sans souffle bien marqué.

Du côté du cœur et des autres organes on ne trouve rien d'anormal.

En somme bronchite chronique avec emphysème et un noyau de broncho-pneumonie dans la partie moyenne du poumon gauche.

La malade est prise le soir (le lendemain de son entrée) d'une dyspnée et d'une angoise extrême, et la nuit suivante, elle meurt, le 9 décembre.

Autopsie le 10 décembre. — Examen des poumons (le seul possible).

Le poumon droit présente des lésions de congestion avec œdème et l'emphysème ; les bronches sont un peu dilatées et leur muqueuse est rouge, vascularisée.

Tous les morceaux surnagent à la surface de l'eau. Les plèvres correspondantes sont saines : il n'y a pas d'adhérences, pas de lésions tuberculeuses.

Le poumon gauche est très adhérent à la parois thoracique, les adhérences pleurales sont si fortes qu'il faut arracher le poumon en morceaux pour pouvoir l'extraire de la cavité thoracique. L'organe est congestionné et œdémateux dans toute son étendue, mais il est plus consistant à la coupe. Sans présenter des noyaux de broncho-pneumonie ou pneumonie tous les morceaux surnagent ; un point périphérique dans le lobe moyen de la grosseur d'une noix qui est dense, plonge au fond de l'eau d'un aspect blanchâtre avec une légère excavation au centre et remplie d'une substance blanche caséeuse.

De ce côté aussi les bronches sont dilatées et même paraissent plus dilatées que celles du côté droit et leur muqueuse est rouge congestionnée.

Examen bactériologique. — Un ensemencement des crachats dans du bouillon, le trouble en 24 heures ; la culture exhale une odeur fécaloïde. Un réensemencement de bouillon sur gélose montre en 24 heures des traînées blanches et des colonies rondes.

Au microscope une préparation (faite avec la culture sur gélose et colorée au violet de gentiane) présente une quantité énorme de colibacilles, des staphylocoques et des tétragenes, ces derniers plus visibles après avoir décoloré les coli par le Gram.

Après deux nouveaux réensemencements de gélose sur gélose, j'ai réussi à avoir une culture pure de colibacilles en traînées festonnées caractéristiques. Cultivés sur la gélatine inclinée et sur la gélatine en piqûre, les colis reproduisaient les traînées bleuâtres et le clou caractéristique sans liquéfier le milieu de culture.

CHAPITRE II

Broncho-pneumonies

BRONCHO-PNEUMONIE A COLI-BACILLES. — La broncho-pneumonie à coli-bacilles, a été étudiée la première fois par M. Sevestre (1).

Il apporte 6 observations d'enfants de quelques mois seulement, qui, au cours d'une entérite, ont présenté des phénomènes généraux d'infection, avec des signes de broncho-pneumonie. Quatre sont morts, deux ont guéri.

Chacune de ces observations portent, au commencement du titre, diarrhée fétide, broncho-pneumonie consécutive, ce qui fait dire à M. Sevestre :

« L'existence de la diarrhée n'a donc pas lieu de nous surprendre ; mais je crois que l'on peut même aller plus loin et dire que cette diarrhée, dont l'odeur, je le rappelle, était particulièrement infecte, était accompagnée d'une décomposition des matières intestinales, d'une production de ptomaïnes, puis d'une entérite septique. C'est là, je pense, qu'il faut chercher la cause des accidents de la seconde période. Je n'hésite pas, en effet, à considérer tous ces accidents comme des phénomènes infectieux, et je ne parle pas seulement ici des phénomènes typhoïdes,

(1) *Société médicale des hôpitaux*, 14 janvier 1887. *Une forme de broncho-pneumonie d'origine intestinale.*

des éruptions cutanées, des altérations du foie et des reins mais aussi des accidents pulmonaires ».

A l'autopsie, M. Sevestre a constaté dans les quatre cas de mort, des foyers de broncho-pneumonie et de la congestion surtout aux bases des poumons, mais malheureusement on n'a pas fait l'examen histologique. Du côté des intestins, il y avait des lésions très intéressantes et voilà comment l'auteur les décrit :

« Dans l'intestin, les lésions siégeaient suivant les cas, soit dans le gros intestin, soit dans l'intestin grêle, soit dans les deux en même temps.

Dans le gros intestin, c'étaient des plaques d'arborisation ayant en moyenne l'étendue d'une pièce de deux francs ou un peu plus et occupant le plus souvent l'un des points du colon transverse ; les ganglions lymphatiques correspondant à ces parties vascularisées étaient eux-mêmes congestionnés rouges et tuméfiés.

Dans l'intestin grêle on retrouvait aussi quelques plaques rouges, mais la lésion la plus notable et aussi la plus fréquente consistait dans une tuméfaction des plaques de Peyer ; cette tuméfaction, assez analogue à celle qu'on voit dans la fièvre typhoïde, accompagnée même parfois d'une érosion superficielle, mais sans ulcération véritable, présentait ce caractère d'être disséminée sur toute la surface de l'intestin grêle. Les plaques étant normalement plus abondantes à la partie inférieure de l'intestin grêle, il va sans dire, que c'est là aussi que siégeaient surtout les lésions ; mais à l'inverse de ce qu'on voit habituellement dans la fièvre typhoïde, la lésion n'était pas plus avancée en ce point et l'on retrouvait jusqu'au voisinage de l'estomac quelques plaques gonflées au même degré que celles de la région iléo-cœcale. Les ganglions correspondants étaient du reste aussi altérés, fortement congestionnés, parfois même présentant quelques points hémorrhagiques ».

Voici les conclusions de M. Sevestre même, à son travail :

« 1° Chez les enfants d'un à deux ans (et probablement aussi à d'autres âges), soumis à une alimentation vicieuse, il peut survenir une décomposition des matières intestinales de laquelle résulte une diarrhée fétide et une entérite infectieuse.

2° Consécutivement il peut y avoir une infection générale et particulièrement des accidents de congestion pulmonaire et de broncho-pneumonie.

3° Les agents de désinfection intestinale et spécialement le calomel et la naphtaline sont les meilleurs moyens d'enrayer la diarrhée et de prévenir les accidents pulmonaires. »

Cinq ans après, MM. Sevestre et Lesage (1) reviennent sur le même sujet dans une communication à la Société médicale des Hôpitaux.

M. Lesage, après avoir décrit les diarrhées simples « dans lesquelles le bacterium-coli prend des caractères de virulence à la faveur de cette diarrhée » et après avoir décrit les diarrhées infectieuses où le bacterium coli, d'une virulence extrême est le seul microbe de l'intestin, ajoute que les symptômes d'infection que présentent les malades pendant leur vie doivent être produits par les

(1) Sevestre et Lesage, *Société médicale des Hôpitaux*, 22 janvier 1892, contribution à l'étude des entérites infectieuses des jeunes enfants. (Entérite à bacterium coli).

toxines des coli, parce qu'il n'a pas trouvé ce microbe dans le sang pendant la vie et puis parce que à l'autopsie des enfants morts de diarrhée infectieuse sans complications sur d'autres organes, il n'a constaté que des lésions intestinales.

Mais immédiatement après, il ajoute un chapitre : *Étude des lésions dans les cas de complications.*

« Ainsi donc en dehors de l'intestin, point de lésions « (au cours des entérites). Envahissement cadavérique, « simple, fait démontré par l'absence de lésions dans les « viscères. Cependant il n'en est point toujours de même. « On sait que M. Sevestre, en 1887, a montré que dans « cette maladie on pouvait observer durant l'évolution « des troubles digestifs, des complications pulmonaires. « On sait d'autre part que pour M. Sevestre, ces lésions « pulmonaires durant la vie relèvent de l'entérite et « n'en sont qu'une complication.

« Nous apportons la démonstration de cette opinion, en « montrant qu'elle relève de la présence seule du bac- « terium coli virulent, qui a envahi le poumon et s'y « est développé, d'où broncho-pneumonie de cause intes- « tinale. Dans cinq cas, nous avons noté durant la vie « ces lésions pulmonaires avec hypertrophie de la rate.

« Dans un cas, il s'agissait d'une congestion pulmo- « naire simple, rouge brique, intense, généralisée.

« Le poumon mis dans l'eau flottait, se dégorgeait « bientôt et reprenait sa teinte primitive.

« On trouvait dans ce poumon congestionné le bacte- « rium coli virulent.

« Dans quatre cas, nous avons noté, dans un poumon, « des noyaux de broncho-pneumonie enchassés dans le « tissu pulmonaire congestionné.

« Dans un cas, les noyaux de broncho-pneumonie « étaient suppurés.

« Dans ces noyaux, nous n'avons isolé que le bacte- « rium coli.

« Sa virulence était identique à la virulence du bacte- « rium coli de l'intestin ».

Gilbert et Girode (1), communiquent quatre cas de choléra nostras, mais trois seulement ont été étudiés au point de vue bactériologique :

« Dans le premier et dans le troisième fait, les selles ont été étudiées ; elles nous ont fourni des cultures presque pures du bacille d'Escherich (bacterium coli commun).

Dans le quatrième cas, les examens ont porté principalement, mais non exclusivement sur les selles. Les cultures faites sur des selles riziformes nous ont fourni à côté d'innombrables cultures du bacille d'Escherich, de rares colonies d'un coccus très analogue au staphylocoque blanc, mais ne liquéfiant pas la gélatine.

Deux jours avant la mort, le 29 septembre, nous avons fait, avec une seringue de Pravaz, stérilisée, une ponction dans le poumon droit hépatisé, nous avons retiré quelques gouttes d'exsudat sanguinolant qui ont été ensemencées ».

Et ils ajoutent plus bas : « Quant au suc pulmonaire, il contenait, outre le bacille d'Escherich, le pneumocoque de Talamon et le staphylocoque jaune ».

Et plus bas : La plupart des lésions rencontrées à l'autopsie dans notre dernier fait, doivent être attribuées au bacille d'Escherich, qui seul était partout pré-

(1) *Société médicale des hôpitaux*, 6 février 1890.

sent ; il en est ainsi de la pleurésie gauche de l'altération du liquide céphalo-rachidien, etc.

En ce qui concerne les lésions pulmonaires, leur interprétation est difficile en raison de la multiplicité des germes rencontrés dans le poumon. »

Les auteurs nous disent que dans le onzième cas le malade éliminait des crachats muco-purulents, mais ils n'ajoutent pas s'ils sentaient mauvais ou non.

M. Renard, élève de M. Sevestre, fait sous l'inspiration de son maître, une thèse de doctorat de l'année 1892 intitulée : *Contribution à l'étude des broncho-pneumonies infectieuses d'origine intestinale chez l'enfant.*

Il examine au point de vue bactériologique vingt-six cas de broncho-pneumonie avec diarrhée infectieuse et trouvant seulement dans quatre cas le bacterium-coli commun dans l'exsudat pulmonaire, tandis que dans les autres il trouve le pneumocoque, le staphylocoque et plus rarement le bacille encapsulé.

De plus l'auteur injecte des cultures pures de coli dans la trachée d'un cobaye et dans l'intestin de deux autres et il réussit à reproduire la broncho-pneumonie expérimentale à coli-bacilles.

Mais dans ces observations, comme il a eu à faire seulement à des petits enfants qui n'expectoraient pas, l'auteur logiquement ne nous dit rien sur le caractère de fétidité des crachats, seulement il insiste aussi comme M. Sevestre sur l'odeur extrêmement fétide des selles diarrhéiques.

Lubarsch et Tsutsui (1) publient une observation inté-

(1) *Ein Fall von septische Pneumonie beim Neugeborenen verursacht durch den Bacillus enteridis* (GAERTNER, *Arch. für path. Anat.* 1891, CXXIII).

ressante. Il s'agit d'un enfant de deux jours qui succomba après avoir présenté de la diarrhée et des troubles respiratoires et chez lequel on trouva une pneumonie.

Tous les organes, mais surtout le poumon, renfermaient en grande abondance un bâtonnet que ces auteurs ont cru pouvoir identifier au bacillus entériditis de Gaertner, organisme qui a une très grande analogie avec le coli-bacille dont il ne diffère guère que par le degré plus marqué de virulence.

Lubarsch croit que dans ce cas l'infection est faite par le poumon ».

Dans un article de M. Widal : *Du coli-bacille* (*Gazette hebdomadaire de médecine et chirurgie,* 1892, à la page 16) nous trouvons cette phrase :

« Enfin, avec M. Chantemesse nous avons dans plusieurs cas de broncho-pneumonie trouvé un germe qui avait tous les caractères de ce microbe ».

En résumé, la broncho-pneumonie à coli-bacille est connue à la suite de ces travaux, mais nous allons maintenant voir si elle était connue au cours de la fièvre typhoïde.

Netter (1), dans son *Traité de médecine,* tome Ier, article : *Broncho-pneumonie au cours de la fièvre typhoïde,* dit :

« Dans la broncho-pneumonie de la fièvre typhoïde les choses se passent tout à fait de la même manière (c'est-à-dire comme pour la diphtérie), on n'y retrouve que dans un certain nombre de cas le bacille d'Eberth, charrié par les vaisseaux sanguins, et dans tous les foyers broncho-

(1) Extrait de *la broncho-pneumonie* de NETTER.

pneumoniques existaient les agents de la broncho-pneumonie : pneumocoques, streptocoques, staphylocoques, bacille en capsule ».

Si les broncho-pneumonies sont citées par M. Chantemesse (1), comme une complication de la fièvre typhoïde à la période secondaire, nous ne trouvons aucun renseignement sur la nature des microbes qui les produisent.

Mais au chapitre des infections secondaires surajoutées nous trouvons cette phrase.

« Une autre infection secondaire assez fréquente qui, dans les dernières périodes de la maladie joue un rôle important et mal connu, se rattache à la présence dans l'organisme du bactérium-coli commun. J'ai quelquefois trouvé ce germe à l'autopsie de typhiques, répandu à profusion dans tous les organes, dans la bile aussi bien que dans le mucus utérin.

L'histoire de ce dernier microbe est à peine ébauchée. Il présente des virulences variables et peut donner après inoculation des résultats divers, des phénomènes cholériformes et des symptômes typhoïdes. C'est à lui probablement que doivent être attribuées certaines méningites et angio-cholites suppurées. (Charrin et Roger, Société de biologie, février 1891).

Sa présence si fréquente dans les organes des typhiques lorsque la maladie a duré longtemps, permet de supposer que parfois une partie des symptômes de la période terminale doit lui être attribuée ».

En résumé, si à la suite du travail de MM. Sevestre et Lesage, nous savons qu'au cours des entérites des enfants

(1) Chantemesse, *Traité de médecine*, Charcot-Bouchard, t. 1, 1892, article *fièvre typhoïde*.

il y a des broncho-pneumonie à coli-bacilles, *notre observation est la première de broncho-pneumonie à colibacille au cours d'une fièvre typhoïde ; de plus, l'expectoration était fétide* et ce symptôme n'a pas été d'une conséquence grave pour le malade puisqu'il a guéri.

Voici l'observation en détail :

Observation VI.

Broncho-pneumonie fétide à coli bacilles.

Victor, âgé de 18 ans, jardinier, de constitution forte, entre le 9 septembre 1898 à l'hôpital Beaujon, salle Saint-Louis, lit n° 14, service de M. le docteur Troisier.

Antécédents héréditaires. — Père âgé de 68 ans, jardinier ; depuis trois ans il tousse beaucoup et a la respiration courte ; état général bon.

Mère âgée de 50 ans, toussant et respirant difficilement depuis une dizaine d'années, avec un état général satisfaisant.

La grand'mère tousseuse aussi.

Une sœur de 16 ans, bien portante.

Antécédents personnels. — Il ne se rappelle pas avoir fait de maladie jusqu'à présent, excellente santé. Il n'a jamais toussé.

Depuis un an il a quitté la campagne pour apprendre à Paris le jardinage.

Histoire de la maladie. — Le lundi 7 septembre, le lendemain d'une promenade prolongée dans les rues de Paris, il s'est senti fatigué, mais il n'a pas cessé de travailler toute la journée.

Mardi se sentant plus fatigué et ayant mal à la gorge, consulte un médecin qui lui prescrit un sel purgatif et un gargarisme.

Il travaille mardi mais péniblement.

Le mercredi il s'alite et saigne du nez.

Jeudi le malade vient à l'hospice Beaujon dans un fiacre.

L'état général dénote une maladie sérieuse, il a 40° 2 de fièvre, le faciès est tiré ; la langue saburrale, il a de l'inappétence ; le ventre est légèrement ballonné et la palpation révèle avec de la douleur, un léger gargouillement dans la fosse iliaque droite ; diarrhée jaune ocreuse, la rate est grosse ; le pouls est fréquent, dicrote (100 pulsations à la minute).

L'auscultation du poumon fait percevoir quelques râles sibilants. On fait le diagnostic de fièvre typhoïde et on prescrit des bains froids à 20° toutes les trois heures.

Les jours suivants le diagnostic est confirmé par l'apparition d'une éruption abondante de taches rosées lenticulaires sur le ventre, le dos et la racine des cuisses. Quelques râles sous-crépitants apparaissent aux bases. Le pouls est plus rapide, 120 pulsations à la minute, nous avons compté jusqu'à 130 ; l'impulsion cardiaque est faible. Après les bains surtout le faciès est congestionné de même que les extrémités qui sont froides et violacées. On pratique quelques injections sous-cutanées d'une solution de strychnine, un demi milligramme par centimètre cube d'eau. Comme complément du traitement il a un lavement d'eau boriquée tous les matins, une potion de Todd, du lait, de la limonade vineuse.

Pendant toute la période d'état de la maladie, le malade a présenté de la diarrhée.

Les urines ont oscillé entre 500 et 800 gr. et elles contenaient une légère trace d'albumine.

Le 24 septembre il ressent une douleur dans l'aine et le mollet gauche, il y a un léger œdème du membre et il peut à peine se soulever du plan du lit. Le lendemain la douleur est plus forte, l'œdème s'accentue.

On fait le diagnostic de *phlegmatia alba dolens*, on immobilise le membre dans une gouttière.

le 30 septembre, la fièvre tombe à 38°, le malade paraît entrer en convalescence, mais le soir même il ressent un point de côté au niveau des derniers espaces intercostaux gauches, sur la ligne axillaire, et une toux quinteuse, pénible, accompagnée de crachats purulents sans aucune odeur. A l'examen du thorax, on constate à la base du poumon gauche de légers signes stétoscopiques, légère submatité, respiration un peu plus soufflante que du côté droit et après la toux apparaissent quelques râles sous-crépitants lointains. On lui applique quatre ventouses scarifiées à cet endroit.

Pendant deux et trois jours le malade a toussé et éliminé des crachats muco-purulents, mais le 3 octobre ces crachats sentent très mauvais, la chambre étant infectée par une fétidité qui incommodait le malade qui est à côté de lui.

Traitement. — Révulsion locale avec de la teinture d'iode, ventouses sèches, scarifiées, 50 centigrammes de terpine par jour.

Le lendemain, les râles sont beaucoup plus nets que le premier jour, on les entend pendant l'inspiration et l'expiration; ils s'accentuent notablement après la toux; ils sont mélangés à quelques râles muqueux.

Ce foyer broncho-pneumonique occupe exclusivement la base du poumon gauche, dans l'étendue de trois espaces intercostaux (5-8) et sur la ligne médiane axillaire; on ne constate pas d'autres foyers dans le reste du poumon gauche, ni du côté opposé.

Le malade élimine des crachats en toussant, mais jamais sous forme de vomique, l'expectoration n'était pas plus abondante à un moment de la journée qu'à un autre et la fétidité était la même pour tous les crachats.

En 24 heures, il remplissait deux crachoirs (350 à 400 grammes). En regardant un crachoir rempli en 24 heures, on voyait trois couches, une supérieure spumeuse blanche représentant à peu près le tiers du vase, une couche moyenne purulente jaune verdâtre dense qui surnageait au-dessus d'une couche de sérosité jaune sale.

12 octobre. — On fait l'examen des crachats pour la première fois. La chambre du malade n'était plus infectée comme auparavant, les crachats sentaient mauvais; seulement, si on les approche du nez et si on agite avec une baguette le contenu du crachoir, l'odeur est âcre, désagréable. Même quantité, même disposition en trois couches.

L'état général est meilleur.

A l'auscultation on entend encore dans la moitié inférieure du poumon gauche des râles sous-crépitants fins, mais pas de souffle; le poumon droit respire très bien. Rien au cœur.

Le 15 octobre. — L'état général s'améliore, les crachats diminuent de quantité, un seul crachoir rempli en 24 heures, l'odeur diminue aussi.

Le 18 octobre. — L'état est très satisfaisant, la toux diminue; le malade remplit seulement le quart de son crachoir, 50 grammes à peu près. A l'examen, un peu de submatité à la base du poumon gauche et quelques râles sous-crépitants quand on le fait tousser. Le poumon droit présente une expiration un peu rude; quelques sibilances au sommet droit en avant sans autres signes.

Le 29 octobre. — Le malade est entré en convalescence; il a un état général excellent, il ne tousse que très peu et crache en très petite quantité ; la fétidité a disparu complètement.

Le 12 octobre, *1er examen.* — Ensemencement des crachats sur le bouillon ; 48 heures après, il est devenu trouble avec un voile à la surface et un léger dépôt au fond, au microscope nous trouvons des colibacilles en très grande abondance, quelques staphylocoques et quelques spores.

Ensemencement du bouillon sur gélose ; on a 24 heures après, des traînées blanchâtres et au microscope on voit des coli purs ; on décolore par le Gram, on aperçoit seulement alors quelques staphylocoques restés colorés.

Un nouveau réensemencement de gélose sur gélose, donne des cultures pures de coli bacilles.

Les coli coagulent le lait, font fermenter la lactose ; cultivés sur la pomme de terre, ils donnent une culture jaune, foncée, mouillée ; rougissant le bleu de tournesol (en gélose).

Sur la gélatine inclinée, on a le lendemain une traînée blanche à reflet bleuâtre ; sur la gélatine en piqûre, une traînée mince, poussiéreuse, pas de liquéfaction.

Cinq ou six jours après, le tube de bouillon devient bleu à la surface, je l'ensemence sur gélose, il se cultive en traînée blanche épaisse, puis sur gélatine en piqûre, la gélatine est liquéfiée et reproduit la couleur bleue, donc il y avait en même temps quelques bacilles piocyaniques.

Le 19 octobre, *2e Examen de crachats.* — Les coli sont encore très nombreux, on voit à côté d'eux quelques staphylocoques et de très rares spores.

Le 30 octobre, *3e Examen de crachats.* — Quand la fétidité a disparu complètement, j'examine pour la troisième fois les crachats et je ne réussis plus à avoir des cultures en traînées, mais quelques points blancs de staphylocoques ou de muguet.

Inoculations. — Le 21 octobre. — J'inocule dans le péritoine d'un cobaye un centimètre cube de culture pure sur bouillon ensemencé trois jours avant ; l'animal meurt 12 heures après.

A l'autopsie, la cavité péritoniale est remplie de 20 grammes de liquide sanguinolent, sur le bord inférieur du foie un gros caillot rouge foncé appliqué sur l'estomac et sur les intestins, la séreuse péritonéale ne paraît très touchée, foie congestionné et gras, rate tuméfiée et rouge friable, rien au cœur, rien dans les poumons, rien dans les plèvres, reins sains.

Le sang du cobaye cultivé sur bouillon et de là sur la gélose donne des cultures pures des coli, sauf quelques très rares staphylocoques.

Le 24 octobre. — Avec une culture fraîche de bouillon ensemencé 24 heures avant, j'injecte 2 centimètres cubes dans le péritoine d'un lapin, 1 centimètre cube dans le péritoine d'un cobaye, quelques gouttes dans le péritoine d'une souris, la souris seulement est tuée en 30 heures. A l'autopsie, péritoine pariétal jaune-verdâtre; les intestins jaune-verdâtre à la surface péritonéale, remplis d'un liquide muco-purulent adhérent en partie à la muqueuse. L'estomac dilaté est rempli du même pus, le sang du cœur ensemencé dans le bouillon et puis sur la gélose donne une belle culture de coli bacilles pure. A l'ouverture du ventre on sentait une odeur très fétide.

1re Expérience. — Une injection de deux centilitres de bouillon dans lequel j'ai ensemencé des coli 24 heures avant, faite avec une seringue dans la trachée d'un lapin, après lui avoir fait respirer de l'ammoniaque pendant quinze minutes.

Le lendemain, le lapin est malade, son nez rempli de mucus en partie desséché et formant des croûtes à l'entrée des narines, une dyspnée très prononcée et augmentant de plus en plus les jours suivants, en même temps avec un état général de plus en plus mauvais.

Le lapin est mort 7 jours après l'injection.

A l'autopsie, la trachée, les bronches présentent une muqueuse colorée en rose, vascularisée; elles sont remplies d'une écume blanchâtre, légèrement purulente, sans odeur marquée. Dans les poumons, on voit disséminés plutôt du côté des bases, des foyers de broncho-pneumonie et de congestion.

Les lésions sont plus marquées dans le poumon droit; si on prend des morceaux où siègent les lésions, ils plongent au fond de l'eau.

Dans les autres organes on constate seulement des lésions de congestion et de dégénérescence graisseuse.

Le sang du cœur pris antiseptiquement et ensemencé dans un tube de bouillon ne cultive pas, mais une piqûre avec le fil de platine dans les foyers de broncho-pneumonie, ensemencée dans le bouillon et de là sur gélose donne une culture pure de coli. Sur la préparation faite avec une goutte de bouillon on voit à côté des coli quelques très rares staphylocoques.

Sur les morceaux de poumon durcis par le sublimé, puis par l'alcool, on voit à l'œil nu que les bronches sont dilatées et remplies, quelques-unes par des bouchons de substance caséeuse blanchâtre de différentes grosseurs, les uns de la grosseur même d'une graine de mil, par conséquent nettement visibles à l'œil nu.

Au microscope on voit les lésions classiques de broncho-pneumonie avec une bronche centrale très dilatée, remplies les unes par des leucocytes, d'autres par des bouchons caséeux ; en dehors de ces foyers on voit des lésions de toutes ces bronches, les unes sont dilatées et remplies de substance caséeuse.

Les coupes colorées avec le bleu de Lœffler montrent dans les foyers de broncho-pneumonie, une quantité de coli-bacilles.

2e expérience. — Injection d'un centimètre cube de bouillon de coli dans la trachée d'un cobaye ; le lendemain et les jours suivants, l'animal n'a pas l'air d'être malade, mais en le sacrifiant 7 jours après, je constate une rougeur de la muqueuse trachéale et bronchique, de la congestion dans les deux poumons et une zone très rouge faisant le tour du poumon ; on constate dans cette zone très hyperémiée des noyaux de broncho-pneumonie qui plongent au fond de l'eau. Une piqûre faite dans le poumon avec un fil de platine et ensemencée dans le bouillon et de là sur gélose donne une culture pure de coli.

Les coupes histologiques de noyaux de broncho-pneumonie montrent des coli en abondance.

3e expérience. — Dans la trachée d'un chien de taille moyenne j'ai injecté 2 centimètres cubes de bouillon encemencé 24 heures avant avec des colibacilles ; 8 jours après j'ai sacrifié le chien, tous les organes étaient sains sauf les deux poumons qui présentaient dans leur moitié inférieure des blocs de pneumonie grise caséeuse ; les bronches et la trachée présentaient une muqueuse rouge, vasculaire et leur calibre était rempli d'une écume blanche.

CHAPITRE III

Dilatation des bronches

Rôle des microbes dans la dilatation des bronches. — Nos connaissances sur la bactériologie de la dilatation des bronches sont résumées très bien dans le paragraphe de M. Marfan (1) :

« On trouve dans le liquide de ces cavités bronchiques un grand nombre de microbes, parmi lesquels il faut citer ceux de toute bronchite (streptococcus pyogènes, staphylococcus aureus, pneumococcus) et d'autres micro-organismes saprogènes ou pathogènes.

Quel est le rôle de ces microbes dans la genèse de la dilatation ? Cette question n'est pas encore résolue. Peut-être y a-t-il lieu de penser que, dans quelques bronchites infectieuses, certains microbes, au lieu de végéter à la surface, pénètrent plus profondément et sont les agents de destruction des fibres musculaires et élastiques, destruction de laquelle dépend le développement de l'ectasie. Mais il s'agit là d'une simple hypothèse.

Ce qui est mieux connu, grâce aux travaux de Babès, c'est le rôle des microbes dans les infections secondaires

(1) Marfan, *Traité de médecine*. Charcot-Bouchard, tome 1er. (Art. dilatation des bronches).

qui viennent si souvent interrompre le cours de la maladie.

Les septicémies aiguës, subaiguës ou chroniques (ces dernières se traduisent par la fièvre hectique) qui s'observent dans la dilatation bronchique, sont dues à l'absorption au niveau des dilatations et au passage dans le sang des microbes divers.

Ce fait a une certaine importance ; on pouvait supposer que le passage des microbes dans le sang est inutile pour provoquer la septicémie ; on pouvait supposer que la résorption des toxines qu'ils secrètent suffit pour provoquer des accidents. Or, Cornil et Babès avancent que dans presque toutes les septicémies d'origine interne, particulièrement dans celles qui ont pour origine une bronchectasie, la recherche méthodique des bacteries les décèlent ordinairement dans les viscères quand ces bactéries sont difficiles à constater au microscope, on les met aisément en évidence par les cultures.

Voici le résultat des recherches microbiologiques de M. Babès sur les septicémies consécutives aux bronchectasies :

I. — Dans trois cas (un cas de bronchectasie putride avec néphrite scarlatineuse, deux cas de gangrène pulmonaire consécutive à une bronchectasie), M. Babès a isolé dans les viscères un bacille saprogène qui ne liquifie pas la gélatine, qui se développe sur la gélose et sur la gélatine sous forme de plaques assez grandes, opaques ou opalescentes, concentriques, en donnant lieu à des bulles de gaz dans la profondeur de la gélatine.

Sur la pomme de terre, le développement est moins actif. Ce bacille est court, avec des extrémités arrondies, pourvues de vésicules ressemblant à des spores ; il est difficile à colorer ; il est pathogène pour les souris et les lapins, si on inocule en assez grande quantité (1).

II. — Dans une bronchectasie putride survenue après la scarlatine il existait, dans la dilatation des bronches et dans les ganglions bronchiques, des bacilles saprogènes analogues aux bacilles pyogènes fetidus *(loco citato)* page 471).

Remarquons que le bacille pyogène fetidus est assimilé à l'heure actuelle au bacillus coli.

III. — A l'autopsie d'un enfant mort de bronchectasie putride, accompagnée de tuméfaction de la rate, de dégénérescence parenchymateuse des reins et d'arthrites multiples, il y avait dans tous les organes un streptococcus distinct du streptococcus pyogène, que Cornil et Babès appellent streptococcus septicus liquefacius. Ce microbe diffère du streptococcus pyogène par les caractères suivants : il liquéfie la gélatine, il se développe surtout à la surface, et il a la propriété de déterminer des coagulations intra-vasculaires ; il a été retrouvé par Escherich, dans un cas de septicémie chez un enfant ; il est pathogène chez la souris et le lapin.

Sur les coupes de bronches dilatées, on constate la chute de l'épithelium et une mortification superficielle de leur muqueuse en rapport avec la présence des microbes. Autour des bronches amincies, le tissu pulmonaire est congestionné et les alvéoles sont remplis de sang et de cellules épithéliales tuméfiées renfermant le streptocoque décrit.

1) Cornil et Babès, *Les bactéries*, 3e édition, 1, page 467.

Souvent le sang contenu dans les alvéoles est transformé en une masse de granulations jaunâtres entre lesquelles on observe le même microorganisme (*loco citato*, p. 472).

IV. On a observé des septicémies dues au streptococcus pyogène classique.

V. M. Thiroloix a observé un cas d'infection par le staphylococcus aureus consécutive à une dilatation des bronches. Cette infection avait déterminé une endocardite mitrale végétante, une hépatite suppurée à foyers miliaires et un grand abcès du rein droit (Société anatomique, 13 mars 1891).

Nous allons exposer maintenant notre observation avec l'examen bactériologique relatif à ce chapitre.

Observation VII

De V..., âgé de 27 ans, employé de commerce, entré le 28 août 1898, pavillon A BM, lit n° 23, dans le service de M. le Dr Letulle, à l'hôpital Boucicault. (Note prise dans le service.)

Antécédents héréditaires. — Père et mère bien portants. Un frère mort d'accident.

Antécédents personnels. — Vers l'âge de 9-10 ans atteint d'une affection du poumon droit, pour laquelle il reste plusieurs mois au lit. Cette affection ne semble pas avoir débuté par un point de côté ; on n'a pas fait de ponction, on a appliqué un vésicatoire.

Depuis cette époque le malade tousse le matin au réveil, les quintes de toux sont accompagnées du rejet de quelques crachats épais et jaunâtres ; il ajoute « qu'il crachait quand il voulait ».

Il s'engage à 18 ans, fait deux ans de service dans la cavalerie comme trompette, est réformé avec le diagnostic de bronchite aiguë généralisée.

Se marie à 21 ans ; il a un enfant de 5 ans et demi.

Au mois de février 1897, après un refroidissement, le malade s'alite pendant un mois, son médecin constate une bronchite du côté droit, et dès ce moment pour la première fois l'expectoration d'une grande quantité de crachats jaunâtres qui ont une odeur fétide.

Au bout d'un mois le malade reprend son travail.

Au mois de décembre 1898, soigné pendant trois semaines à la Charité dans le service de M. Bouchard. — Traitement par l'hyposulfite et la teinture d'eucalyptus.

Depuis l'épisode du mois de février 1897, l'expectoration n'a fait qu'augmenter de quantité en même temps qu'elle devenait de plus en plus fétide.

Tous les matins, le malade, dès son lever commence à cracher, il dit : « on dirait une poche qui s'est remplie la nuit, se vide le matin », pour bien indiquer que les crachats sont venus en abondance, sans efforts ; vers 10 heures du matin l'expectoration est à peu près terminée.

Dans le courant de la journée si le malade se baisse la tête en avant, une certaine quantité de liquide jaunâtre s'écoule par les narines et par la bouche.

Les crachats rendus sont épais, jaune-verdâtre, ont une odeur butyrique très accusée.

L'appétit est conservé. Jamais de diarrhée. Pas d'hémoptysie.

29 avril 1898, *Inspection*. — Doigts hippocratiques. Aucune déformation de la cage thoracique.

En avant, les vibrations diminuées à gauche, tandis que, à la percussion la sonorité est exagérée ; à droite de la submatité.

A l'auscultation : à gauche, expiration prolongée dans toute la hauteur du poumon ; à droite, affaiblissement du murmure vésiculaire des râles à grosses bulles très humides dans toute la hauteur du poumon, la toux et la voix sont retentissantes.

En arrière, à la palpation rien, à la percussion : diminution de la sonorité dans toute la hauteur du poumon droit, surtout marquée à la base du poumon droit.

Le murmure vésiculaire est très diminué dans toute la hauteur du poumon droit, presque aboli dans la fosse sous-épineuse ; des craquements aux deux temps de la respiration. A la partie inférieure du poumon droit quelques râles humides après la toux.

On commence le 30 avril 1898 des injections quotidiennes d'eucalyptol, potion à l'eucalyptol.

Le 26 avril. — Potion avec 2 grammes d'hyposulfite de soude.

Le 16 juin. — Le malade sort très amélioré.

On n'a pas trouvé des bacilles de Koch dans les crachats.

Mais il rentre de nouveau le 1er août de la même année, parce que son état général s'empirait depuis quelques jours.

Le malade est maigre, le facies pâle et fatigué, dyspnéique, fièvre 39°, l'appétit diminue, toussant et crachant énormément, les crachats sont mucopurulents, en purée, d'odeur très désagréable, âcre, si on les approche du nez; même odeur infecte si on sent l'haleine du malade, de plus, le malade a un hoquet très pénible et une respiration trachéale bruyante qui le gêne pour dormir.

A l'examen du thorax, on constate les mêmes signes de bronchite généralisée et à la base du poumon droit il y a une zone de matité avec une respiration soufflante et accompagnée de gargouillement.

Depuis son entrée jusqu'au jour de sa sortie le 1er décembre, le malade est presque toujours dans le même état, fièvre variant entre 38° et 39°; de temps en temps quelques légères remissions, mais de courte durée.

Il sort pour entrer à la Pitié où il meurt deux jours après.

1er Examen, 17 octobre. — Le bouillon ensemencé 24 heures avant avec les crachats est devenu trouble, mais s'éclaircit les jours suivants, en laissant au fond du tube un dépôt grumeux.

Réensemencé sur gélose 24 heures après on a des colonies petites, rondes, blanches et jaunes; au microscope on constate qu'on a affaire avec des staphylocoques dorés et des tétragenes, quelques spores et mycelium.

2e Examen, 26 octobre. — Un nouvel examen sur bouillon et sur gélose montre seulement du muguet.

3e Examen, 4 novembre. — Le bouillon ensemencé avec des crachats 24 heures avant est devenu trouble, avec un léger voile à la surface et un léger dépôt granuleux au fond, la culture sent mauvais.

Au microscope, des coli et de très rares mycelium.

Du bouillon on ensemence la gélose et on a une culture pure de coli; décoloré par le Gram.

Le lait est coagulé en 24 heures, la lactose fermente; sur la pomme de terre on a des stries jaunâtres qui deviennent brun-chocolat les jours suivants; ne rougit pas la gélose bleuie par la teinture de tournesol; sur la gélatine en piqûre le coli se cultive en traînée mince comme une feuille transparente sur laquelle on dirait qu'il s'est posé une poussière fine; pas de gaz, pas de liquéfaction.

Sur la gélatine inclinée : des stries blanches à reflet bleuâtre.

L'examen des crachats fait à plusieurs reprises n'a pas montré de bacilles de Koch.

M. Letulle a eu l'obligeance de m'envoyer une note sur l'autopsie.

« L'autopsie des poumons a montré l'existence de deux régions atteintes de sclérose pulmonaire avec dilatations multiples et fort irrégulières des canaux bronchiques et bronchitiques ; l'un de ces foyers siégeait à la partie antérieure du poumon droit, et occupait presque toute la hauteur du bord antérieur, mais on n'y trouvait pas de grande cavité caverneuse ; l'autre occupait la base du poumon gauche, en arrière, et était moins étendue que le premier foyer. Les bronches dilatées étaient remplies d'un pus caséeux, gris-jaunâtre, d'odeur infecte. Aucune trace de gangrène pulmonaire ».

CHAPITRE IV

Dilatation des bronches avec gangrène.

Observation VIII.

Louis V..., employé à la Compagnie d'Omnibus, âgé de 43 ans, entré le 29 octobre 1898 à l'hôpital Cochin, service de M. le docteur Chauffard, salle Chauffard, lit N° 26.

Aucun antécédent pathologique.

Le malade qui, jusqu'à il y a cinq ou six jours, était bien portant, entre dans le service parce que depuis il présente les symptômes d'une grippe, avec toux, point de côté, et depuis deux jours compliquée d'une expectoration fétide. L'état général s'est aggravé rapidement pour qu'il s'alite.

1er jour. — Il est dyspnéique, respirations fréquentes 40 par minute, facies fébrile ; le malade est plongé dans une sorte de torpeur dont il est assez difficile de le faire sortir en le questionnant.

La fièvre est intense, la température élevée (38°6 le matin, 39°4 le soir), le pouls fréquent battant à 110 et plus par minute.

L'auscultation révèle de fins râles sous-crépitants au sommet droit et aux deux bases, mêlés de râles de bronchite disséminés dans toute la poitrine.

Les crachats abondants sont grisâtres et ont une odeur fétide écœurante ; l'haleine au repos n'a pas d'odeur spéciale, mais dès que le malade tousse, l'odeur fétide est nettement perçue, même à une certaine distance du malade. Le malade a, en même temps, une diarrhée abondante, très fétide et très rebelle au traitement. On lui donne 6 capsules d'eucalyptol par jour pendant huit jours, puis on les remplace les jours suivants par des injections d'eucalyptol.

La recherche des bacilles de Kock dans les crachats est négative.

Les jours suivants, même état de torpeur, même état général.

La fétidité de l'haleine est extrême, même en dehors de la toux.

Les bruits à l'auscultation deviennent plus gros, plus humides, surtout au sommet droit et le quatrième jour l'auscultation récèle une excavation de moyen volume sous-claviculaire droite.

L'expectoration devient abondante (deux crachoirs environ par jour) et se fait maintenant par véritables vomiques, pas fréquentes, mais très abondantes. Les crachats déposés dans un verre à pied présentent les trois zones caractéristiques. La fétidité qui avait diminué un peu le premier jour sous l'influence de l'eucalyptol avait rapidement reparu, extrêmement marquée. Le malade est couvert de sueurs profuses visqueuses et extrêmement fétides.

On lui fait des injections d'huile camphrée.

Les urines sont vertes, rares et foncées, légèrement albumineuses.

L'amaigrissement est rapide et l'état général, toujours mauvais, reste stationnaire, jusqu'aux dernières heures où la dyspnée et la torpeur sont extrêmes.

Il meurt le 12 novembre 1898.

L'autopsie n'a pu être faite.

Examen bactériologique. — Les crachats ensemencés sur bouillon le 7 novembre, 24 heures après le bouillon est devenu trouble, avec un petit dépôt au fond et un léger voile à la surface ; au microscope on voit des coli en abondance, quelques tétragènes et des coccus.

Un ensemencenent de bouillon sur gélose produit en 24 heures sur le milieu solide des traînées blanches festonnées, au microscope, une préparation colorée par le violet de gentiane, on voit une culture qu'on dirait pure de coli si on n'apercevait pas quelques très rares tétragenes, mais seulement après avoir décoloré les coli par le Gram.

Un réensemencement de gélose sur gélose produit une culture absolument pure de colibacilles.

Cultivés sur la gélatine inclinée, les coli ont reproduit les traînées blanches à reflets bleuâtres, caractéristiques.

Sur la gélatine en piqûre, culture en clou, formé par une pellicule épaisse et blanchâtre à la surface et puis, de là, portant en bas une traînée comme une feuille étroite, mince, transparente, remplie d'une poussière très fine. Pas de liquéfaction, pas de gaz.

Les coli cultivés sur la gélose colorée en bleu par la teinture de tournesol n'ont pas changé la couleur.

Le lait a été coagulé en 24 heures.

Sur la pomme de terre ils ont poussé en traînées jaune-brunâtre.

J'ai examiné aussi les crachats avec le Zichl et je n'ai pas trouvé des bacilles de Koch.

Observation IX

Paulmet, âgée de 37 ans, lingère, entre le 28 octobre 1898 dans la salle Legroux, lit 18, service de M. Hirtz, à l'hôpital Laënnec.

Antécédents héréditaires. — Père bien portant. Mère morte en neuf jours de broncho-pneumonie. Pas d'antécédents héréditaires de tuberculose dans sa famille.

Antécédents personnels. — Dans son enfance elle ne se rappelle avoir fait aucune maladie ; seulement depuis son adolescence elle était sujette, tous les hivers, à la bronchite, qui durait 4-5 mois, puis disparaissait et le reste de l'année elle était bien portante.

Mariée, elle a une fille de 10 ans en excellente santé, et elle a perdu un enfant qui est venu à sept mois et qui est mort deux mois après qu'il est venu au monde.

Histoire de la maladie. — Le 4 avril, sa mère jusqu'alors très bien portante, tombe subitement malade et meurt en neuf jours. Le médecin qui la soignait disait qu'elle avait la broncho-pneumonie. Immédiatement après la mort de sa mère, la fille qui jusqu'alors était bien portante (sauf les bronchites tous les hivers), tombe malade ; fièvre, toux, crachant du pus, mais jamais du sang, perte d'appétit, amaigrissement continu. On la transporte à l'hôpital Saint-Denis, où elle reste dans cet état (plutôt s'empirant) pendant 15 jours, puis elle est ramenée à la maison, mais en voyant que son état s'aggrave encore, on l'amène à l'hopital Laennec.

Etat actuel. Le 29 octobre. — Le lendemain dès son entrée, la malade présente un état général très mauvais, l'aspect de la figure est d'une personne de 50 ans, maigre, cachectique, on dirait phtisique au 3e degré et comme elle tousse, crache, a de la dyspnée et qu'on entend dans les poumons de deux côtés des souffles caverneux, on fait rapidement le diagnostic de phtisique avec cavernes.

Les crachats sont en même temps abondants, muco-purulents et sentent mauvais, la bouche de la malade exhale une odeur fétide, mais cette odeur ne gêne pas les lits voisins. Fièvre 38°6, hier, à l'entrée, elle avait 38°2 ; pouls rapide et faible.

L'examen du thorax est difficile, car la malade est dans un état d'affaiblissement trop considérable. En avant, les poumons sont sonores, la respiration est normale, sauf quelques sibilances et quelques craquements de bronchite.

En arrière, les sommets sonores et le reste des poumons (dans les deux tiers inférieurs), submatis. A l'auscultation en arrière et à droite, respiration soufflante vers l'union du tiers supérieur avec le tiers moyen, on entend aussi des râles crépitants. Du côté gauche, souffle dans toute l'étendue des deux tiers inférieurs et râles crépitants. Rien dans les autres organes, rien dans l'urine. Pas de troubles intestinaux, plutôt de la constipation, du ballonnement du ventre, quelques vomissements auraient eu lieu chez elle.

La fétidité des crachats n'a pas coïncidé avec le début de la maladie, elle n'a commencé qu'un mois avant son entrée à l'hôpital c'est-à-dire une quinzaine de jours après le début.

Le 30 octobre. — La malade s'affaiblit de plus en plus, température 37°8.

Le 31 octobre. — Température 37°4, et meurt le 31 octobre en colapsus.

Autopsie. — A l'ouverture du thorax des adhérences pleurales extrêmement prononcées des deux côtés.

Poumon gauche. Gros ganglions autour de la bronche gauche, les ganglions sont infiltrés et comme caséifiés.

La muqueuse des grosses bronches congestionnée, est recouverte d'un liquide sanieux ; du côté de la trachée, la muqueuse est aussi très congestionnée et recouverte d'une fausse membrane grisâtre. Emphysème dans les sommets, pas d'autres lésions en ce point. Broncho-pneumonie du lobe inférieur, on trouve de petites excavations (remplies d'une substance caséeuse blanche) grosses comme une noisette, d'autres plus petites, grosses comme un noyau de cerise. Pas de granulations tuberculeuses.

Poumon droit. Grosse excavation, irrégulière, grosse comme un œuf, les parois formées par une membrane épaisse, fibreuse, excavation ne communiquant pas avec une bronche, remplie d'un détritus sanieux liquide, à la limite du lobe inférieur et du lobe moyen. Dans tout le poumon, surtout en bas, on trouve un semis d'îlôts de broncho-pneumonie. Le poumon surnage.

A la base, des lobules caséifiés, en enlevant le contenu de ces lobules il reste une cavernule grosse comme une noisette. Si, à ce niveau, on fait une section transversale perpendiculaire au poumon, on trouve une série de petits lobules caséifiés. C'est une broncho-pneumonie qui s'est gangrenée, mais dont l'origine doit être tuberculeuse.

Gros foie gras, 1,240 gr.

Rate petite, 50 gr.

Reins pâles, décolorés, pas malades, se décortiquent bien, un rein pèse 100 gr.

Cœur : petites plaques laiteuses sur la pointe, il est petit mais sain, pèse 200 gr.

Estomac très dilaté rempli par un liquide sanieux ; la muqueuse très congestionnée, dans l'intestin même contenu abondant, même aspect de la muqueuse.

Examen bactériologique. — Le 1er novembre, les crachats ensemencés dans du bouillon, troublent le liquide en 24 heures, léger dépôt au fond, à la surface une pellicule blanchâtre. Le bouillon sent mauvais.

Au microscope, on voit *une quantité très abondante de coli bacilles,* et quelques très rares streptocoques et de très rares tétragènes. Une culture du bouillon sur gélose se présente 24 heures après l'ensemencement comme des traînées blanches, à périphérie festonnée, et au microscope on voit des cultures presque pures des coli.

Sur la gélatine en piqûre, on a une culture en clou, sans bulles de gaz, sans liquéfaction.

Sur la gélatine en surface : des traînées blanches à reflet bleuâtre.

Le lait ensemencé a été coagulé en 24 heures.

Sur le bouillon avec lactose, la fermentation s'est produite rapidement.

La gélose bleuie par tournesol n'a pas changé de couleur.

Les cultures sur la pomme de terre se présentent comme des traînées jaunes-brunâtres.

Pas de bacilles de Koch dans les crachats.

Observation X

E. J..., âgé de 55 ans, boulanger, entré le 8 octobre 1898, salle Larochefoucauld, lit N° 7, service de M. Merklen, à l'hôpital Laënnec.

Antécédents héréditaires. — Père mort à 70 ans de maladie inconnue, il avait depuis 30 ans des douleurs rhumatismales.

Mère morte subitement à 77 ans.

Sept collatéraux vivants, très bien portants ; trois morts (une sœur à 15 ans, une autre à la suite d'un accouchement, un frère à 50 ans d'une maladie de foie).

Pas de tousseurs dans sa famille.

Antécédents personnels. — A 15 ans, il a été malade pendant deux mois ; il prétend que c'était la fièvre de croissance.

En général, d'une santé excellente.

Marié à 26 ans, il a eu 6 enfants, dont deux vivants et bien portants, et quatre morts en bas âge (en nourrice).

Personne autour de lui ne tousse.

Il y a 15 ans, le malade a eu une attaque de rhumatisme qui l'a forcé de garder le lit pendant 2 mois 1/2. Pas d'alcoolisme, pas de syphilis. Grand fumeur de tabac.

Histoire de la maladie. — Avant le mois de mars de cette année le malade jouissait d'une très bonne santé, *ne toussait pas ;* il prétend que le matin en se levant il a remarqué que sa parole était éteinte avec une certaine gêne d'avaler, mais comme il ne sentait pas d'autre symptôme de maladie il a pu continuer son métier ; un médecin qui le voyait, le soignait pour sa gorge et pour quelques troubles d'estomac. De temps en temps il toussait un peu, mais il n'en donnait aucune attention. Pendant ce temps la voix était revenue en partie.

Un mois et demi avant d'entrer à l'hôpital il se met à tousser cette fois-ci continuellement, la voix s'était éteint de nouveau et en même temps il crachait du muco-pus.

Deux semaines après, les crachats (c'est à dire un mois avant son entrée) deviennent fétides. De plus l'état général s'aggrave à vue d'œil. Pas de vomissements, pas d'hémoptysies.

Etat actuel, le 26 octobre. — Le malade présente l'aspect général d'un phtisique, très maigre, une couleur brune de cachectique, les yeux excavés, les pommettes saillantes, dyspnéique, taciturne, la voix très faible. La température est presque toujours normale, 37°, 37° 2, 37° 4 ; de temps en temps il fait pendant un jour, ou deux ou même trois, 38°, 38° 2, 38° 4, puis elle retombe à l'état normal.

Poumons. — Respiration bronchitique généralisée dans les deux poumons (expiration rude, ronchus, râles sibilants et des craquements de temps en temps).

En avant, au sommet gauche, un peu de submatité, expiration bruyante, pas de râles crépitants.

Au sommet droit, sonorité normale, respiration bronchitique bruyante.

En arrière du poumon gauche submatité en haut, assez sonore en bas. A l'auscultation on entend dans toute l'étendue de l'organe une respiration bruyante, quelques sibilances et des craquements surtout de la moitié supérieure.

Du côté du poumon droit, matité dans toute l'étendue du poumon mais surtout dans les deux tiers supérieurs du poumon. A l'auscultation, en dehors des signes de bronchite, on entend au milieu du poumon un souffle fort, caverneux, mais sans gargouillement.

En somme les signes manifestes d'une tuberculose arrivée au 3e degré, et comme dans les crachats on a cru apercevoir à un moment quelques rares bacilles de Kock, on fait le diagnostic de phtisie accompagnée de putréfaction de la caverne.

Les crachats du malade sont fétides ; autour de son lit on sent une odeur désagréable, mais si les voisins sont un peu incommodés, ils ne se plaignent pas ; au contraire, si on s'approche de l'haleine du malade ou du crachoir, l'odeur qui s'exhale est insupportable. Les crachats sont jaune-pâle et pas nummulaires, ils se déposent en trois couches : la supérieure spumeuse, la moyenne purulente et plongeant comme de la laine suspendue dans la couche inférieure qui est séro-muqueuse. Il nous est difficile d'évaluer la quantité, car le malade ne répond que difficilement aux questions qu'on lui pose. Les autres organes, le cœur, le foie, la rate, les reins, sont normaux. L'urine rouge, 1,100 grammes en moyenne en 24 heures, pas d'albumine, pas de sucre.

Il meurt le 30 octobre lentement, en collapsus.

Autopsie le 1er novembre. — *Poumons*. — Des deux côtés, en avant, couleur normale des deux poumons, pas d'adhérences à ce niveau, mais à droite, à la région moyenne du plan antérieur, quelques fausses membranes sur la plèvre viscérale ; la main insinuée entre le poumon et la paroi costale se heurte en arrière et à la région moyenne du poumon à une adhérence large du poumon à la paroi, le tissu pulmonaire est mollasse, se déchire à la simple traction et un fragment de la largeur d'une paume de main reste adhérent à la paroi ; au sommet, pas d'adhérences ; au niveau du hile : graisse, adénopathie trachéo-bronchique d'anthracose.

Examen du poumon. — *Poumon droit*. — A la région postérieure et moyenne (dans le lobe moyen), une caverne gangréneuse, de l'étendue d'un œuf de poule, aux parois infractueuses, noirâtres, putrilagineuses, en voie de désagrégation, exalant une odeur fétide. Tout autour de cette caverne, le parenchyme est noirâtre, ramolli et induré (un fragment tombe au fond de l'eau ; on aperçoit autour du foyer de gangrène, deux cavernes de la grosseur d'une noix, remplies d'une substance caséeuse blanche, sans granulations tuberculeuses à la périphérie ; plus bas, du côté du lobe inférieur, on aperçoit une autre petite caverne remplie d'une substance caséeuse blanche. Le sommet et la base présentent seulement de la congestion œdémateuse (des morceaux jetés dans l'eau ne plongent pas). Avec toute l'attention, nous n'avons pas trouvé de granulations tuberculeuses et les sommets nous paraissent absolument dépourvus de toute lésion bacillaire.

Poumon gauche. — Il présente des lésions moindres que celles du poumon droit ; on trouve seulement de la congestion œdémateuse, il est plus congestionné dans le lobe supérieur. Larynx, pas de lésions de tuberculose, mais toute la muqueuse est recouverte d'une couche de muco-pus jaune-bleuâtre, sanieux, elle s'enlève difficilement par le courant d'eau ; au-dessous la muqueuse est d'un pâle-jaunâtre avec quelques vaisseaux injectés.

La trachée est remplie par le même pus et la muqueuse est plus sale et plus injectée que celle du larynx ; plus on descend en bas, plus la muqueuse est malade, toutes les bronches des deux côtés paraissent épaissies et dilatées mais régulièrement et remplies de ce muco-pus sanieux, fétide, leur muqueuse est épaissie et très vascularisée. Dans le poumon gauche comme aussi dans le poumon droit, on ne trouve aucune granulation tuberculeuse.

Cœur. — Large tache laiteuse à la face antérieure du cœur. Cœur dilaté, en gibecière, de volume normal, avec large adipose sous-péricardique. Orifice mitral très dilaté, pas de lésions des valvules, endocarde auriculaire nacré et épaissi. Muscle ventriculaire très ramolli, consistance de carton mouillé, couleur pâle, marbrée de stries veineuses, épaisseur normale. Valvules aortiques un peu épaissies, léger athérôme aortique, orifice des coronaires libre.

Oreillette droite pleine de caillots fibrino-cruoriques, orifice tricuspidien très dilaté, caillots fibrineux dans la cavité, artère pulmonaire comblée de caillots récents.

Poids : 320 grammes.

Foie. — Couleur pâle, consistance ramollie, face externe lisse, sans périhépatite, volume normal. Poids : 1,580 grammes. A la coupe, même coloration pâle, uniforme, surface de section humide, le parenchyme, gode sous le doigt, exquisse de granulations par épaissements des espaces portes.

Rate. — Volume normal, diffluente.

Reins. — Volume normal. Poids, 140-170. Consistance ramollie, congestion diffuse, capsule facilement décorticable. Riches vaisseaux veineux de Verheyen.

A la coupe, la substance corticale pâle, marbrée de stries rougeâtres, qui indiquent la strie veineuse, le parenchyme est ramolli, épaisseur normale des deux substances.

En somme, des lésions d'inflammation chronique suppurée du larynx, de la trachée, des bronches, et un foyer de gangrène pulmonaire, dans le poumon droit, entouré d'un bloc de pneumonie et de trois cavernules remplies de substance caséeuse blanche. Dans les autre organes, lésions d'inflammation et de cachexie (congestion, œdème, dégénérescence graisseuse).

Examen bactériologique. — Le 23 octobre, ensemencement des crachats sur bouillon, 24 heures après il devient trouble ; examiné au microscope, on voit des coli-bacilles, quelques spores et quelques mycélium.

Le 24 octobre. La gélose ensemencée avec du bouillon présente des traînées blanches épaisses et quelques points blancs, une préparation colorée avec le violet de gentiane présente l'aspect d'une culture pure de coli-bacilles, mais en décolorant par le Gram on aperçoit sous le champ du microscope deux ou trois pneumocoques restés colorés.

Une nouvelle culture de gélose sur gélose donne des coli absolument purs.

Cultivés sur la gélatine en surface, les coli se présentent en traînées blanches, avec un léger reflet bleuâtre, tandis que sur la gélatine en piqûre se présentent comme un clou, le milieu n'est pas liquéfié.

La gélose bleuie par la teinture de tournesol devient rouge si on cultive là-dessus les coli.

La lactose commence à se fermenter en quelques heures.

Le lait est coagulé très rapidement.

Les cultures sur la pomme de terre se présentent en traînées jaunes saillantes, qui deviennent d'une couleur brunâtre plus tard.

Ni dans les crachats, ni dans la substance caséeuse des poumons nous n'avons trouvé de bacilles de Koch.

Expérience. — Un centimètre cube de bouillon ensemencé 24 heures avant avec des coli bacilles injectés dans la trachée d'un cobaye. L'animal à l'air de se porter très bien, mais sept jours après je le sacrifie et je trouve le poumon gauche très adhérent à la plèvre pariétale diaphragmatique par une bande fibreuse résistante, le lobe inférieur du poumon présente au centre un *noyau noir* de la grosseur d'une grosse cerise. Les autres organes sont sains ; le sang du cœur ensemencé dans du bouillon ne cultive pas ; mais une piqûre dans le poumon droit, qui paraissait légèrement congestionné, donne sur le bouillon et sur la gélose une culture de coli avec quelques staphylocoques.

CHAPITRE V

Tuberculose pulmonaire

Observation XI.

Broncho-pneumonie tuberculeuse avec expectoration fétide.

C..., âgée de 51 ans, ménagère, entrée le 27 septembre 1898, à l'hôpital Laënnec, service de M. le docteur Hirtz, salle Legroux, lit N° 7.

Observation prise par M. Halberstadt, externe du service.

Antécédents héréditaires. — Père mort d'une affection des voies respiratoires.

Mère morte d'une maladie d'estomac.

La malade est mariée et a un garçon de 15 ans bien portant.

Antécédents personnels. — La malade a eu il y a quatre ans une assez forte bronchite, dont la durée toutefois n'a pas dépassé quinze jours environ.

Début. — Depuis deux jours, la malade tousse beaucoup, crache et a un malaise général (fièvre). Elle éprouve une légère oppression.

Pas de céphalée, pas de diarrhée, pas de point de côté.

Etat actuel. — Le 27 septembre. — Température 40°.

Le 28 septembre. — Femme amaigrie, état général déprimé.

Appareil respiratoire. — *a*). Poumon gauche : sonorité normale, vibrations thoraciques conservées, respiration normale, sauf quelques râles sibilants en arrière ; *b*). Poumon droit : en avant, rien d'anormal ; en arrière, vers le milieu du poumon on trouve une submatité très prononcée ; vibrations thoraciques normales. A l'auscultation, souffle assez gros aux deux temps de la respiration; autour du souffle. Quelques râles crépitants fins.

Dyspnée considérable, expectoration abondante, crachats muqueux non sanguinolents.

Au cœur, rien d'anormal, pouls assez régulier, un peu faible, environ 100 pulsations à la minute.

Appareil digestif. — Langue sale, fonctions intestinales régulières.

Appareil urinaire. — Beaucoup d'albumine dans les urines, lesquelles sont d'abondance moyenne.

Système nerveux. — Rien de particulier, dépression générale.

Température, 39°6 matin, 40° le soir.

3 octobre. — Température 38°5, pouls 104.

Pas de modifications du côté de l'appareil respiratoire.

3 octobre. — On perçoit au sommet du poumon gauche un foyer de râles secs, crépitants et une submatité légère avec augmentation des vibrations thoraciques.

A partir de cette époque, les signes au sommet du poumon gauche se modifient. Les râles y deviennent plus humides ; un souffle rude aux deux temps, se surajoute à ces phénomènes. La submatité est plus prononcée qu'auparavant.

Du côté droit, au niveau du foyer qui se trouve vers le milieu du poumon, la submatité est moindre qu'à l'entrée de la malade à l'hôpital ; le souffle plus doux ; gros râles aux deux temps de la respiration.

En avant et à droite, râles muqueux.

L'état général continue a être mauvais ; le nombre des pulsations oscille entre 100 et 110. La température entre 38 et 39°, ne dépassant que très rarement 39°.

Vers le 25 novembre, l'expectoration devient fétide jusqu'à gêner les malades du voisinage, l'haleine de la malade et le crachoir exhalent une odeur insupportable si l'on s'approche de près.

Cette fétidité persiste jusqu'à la mort.

Le 2 décembre on fait l'ensemencement des crachats sur bouillon.

Etat de la malade le 6 décembre. — La malade est très cachectique et présente deux petites eschares aux fesses.

A l'examen des poumons on trouve :

a) Au poumon droit, en avant de la submatité, de la diminution du murmure respiratoire et des bouffées de râles sous-crépitants fins à la surface.

En arrière : matité dans toute son étendue, râles sous-crépitants.

b) Au poumon gauche, en avant : matité, râles gros, cavernuleux.

En arrière : matité dans presque toute son étendue, au sommet souffle caverneux, râles gros, cavernuleux.

Dans le reste du poumon bouffées de râles sous-crépitants.

Le 8 décembre. — Cyanose, dyspnée et oppression extrême, pouls filiforme, colapsus.

Le 9 décembre. — La malade est décédée.

Autopsie le 11 décembre.

Poumons. — Le poumon gauche est difficile à enlever tant les adhérences pleurales sont épaisses et résistantes, surtout dans les environs du sommet.

Il pèse 700 grammes.

A la coupe, il présente dans toute son étendue des lésions de tuberculose sous forme de noyaux broncho-pneumoniques gros comme des petits pois et même gros comme une noisette, les lésions sont d'autant plus prononcées, qu'on monte vers le sommet, où l'on trouve une excavation du volume d'une noix. A la base, les foyers de broncho-pneumonie sont très rares, mais il y a une congestion intense.

L'odeur à la coupe exhale une odeur fétide.

Le poumon droit pèse 690 grammes, il a été facilement extrait, parce qu'il n'y avait pas d'adhérences pleurales.

A la coupe il présente aussi des lésions de broncho-pneumonie tuberculeuse, les noyaux sont blancs, caséifiés, mais l'infiltration est moins dense que du côté gauche, on voit tout de même quelques cavernules au sommet.

Dans les deux lobes inférieurs, autour des rares noyaux de broncho-pneumonie, le poumon est congestionné et emphysémateux.

La trachée et les bronches sont congestionnées, rouges, la muqueuse couverte d'un muco-pus.

Les bronches sont un peu dilatées régulièrement, mais plutôt dans le poumon gauche.

Le foie pèse 1,430 grammes. La surface est lisse, il se coupe facilement et s'écrase lorsqu'on introduit l'ongle dans le parenchyme ; chaque lobule est rouge au centre autour d'une veine sus-hépatique légèrement dilatée, tandis qu'à la périphérie il est jaune, d'où l'aspect général de la coupe, comparable à une pierre de granit ; mais le foie ne présente aucune sclérose, il est congestionné et gras. De plus on trouve un noyau caséeux gros comme une cerise et si on regarde de près on aperçoit nettement des granulations grisâtres tuberculeuses.

La rate pèse 160 grammes ; elle est simplement congestionnée. Les reins pèsent ensemble 350 grammes.

Ils présentent une capsule très épaisse qui ne s'enlève qu'en entraînant avec elle des débris de substance corticale. A la coupe le parenchyme est résistant, la substance corticale est pâle et réduite de volume ; les pyramides de Malpighi sont normales.

Le péritoine viscéral et pariétal du petit bassin est recouvert d'un semis de granulations tuberculeuses.

La muqueuse intestinale ne présente pas de lésions.

Examen bactériologique des crachats. — Le 2 décembre, les crachats ensemencés sur bouillon, troublent le bouillon 24 heures après, avec un léger dépôt floconneux et un voile à la surface ; au microscope on voit des coli nombreux, des pneumocoques, des divers coccus et quelques spores et mycélium.

La gélose ensemencée après, avec du bouillon précédent, présente 24 heures après des traînées blanches, épaisses, festonnées, et au microscope on dirait une culture pure de coli, mais en décolorant par le Gram, on aperçoit quelques rares pneumocoques et quelques staphylocoques qui étaient difficiles à apercevoir tant que les coli étaient colorés.

Un nouveau réensemencement de gélose sur gélose donne une culture pure de coli-bacilles.

Le lait ensemencé avec une culture pure est coagulé en quelques heures.

Sur la gélatine inclinée on a des traînées blanches avec très léger reflet bleuâtre.

Sur la gélatine en piqûre : une traînée étroite et mince comme une feuille, transparente.

Sur la gélose bleuie par la teinture de tournesol, les microbes ont poussé, mais sans changer la couleur du milieu nutritif.

Sur la pomme de terre, traînées blanches pâles.

De nombreux bacilles de Koch dans les crachats.

CHAPITRE VI

Maladies de la plèvre

Observation XII.

Observation d'un cas de pleurésie purulente enkystée.

Charles, âgé de 30 ans, mécanicien, de constitution robuste et forte.

Entré le 12 novembre 1898 à l'hôpital Andral dans la salle des hommes N° 1, lit N° 20, service de M. le docteur Mathieu.

Antécédents héréditaires. — Père vivant, âgé de 57 ans, souffre de douleurs de lithiase vésicale.

Mère morte à 24 ans, de tuberculose pulmonaire.

Une petite sœur morte de choléra.

Antécédents personnels. — Depuis l'âge de deux ans, souffre d'une tumeur blanche au coude gauche. A l'âge de 13 ans, il fut soigné à Berck pour cette affection ; là, il fut opéré et il sort deux ans après avec l'articulation complètement ankylosée et avec une fistule qui a guéri seulement quelques années après.

Aujourd'hui, on voit son coude toujours raide et la peau qui le couvre, présente des cicatrices difformes.

A l'âge de 12 ans, il a eu des ganglions autour du cou qui ont suppuré ; le malade a été soigné à l'hôpital des enfants assistés par M. le docteur Cadet de Gassicourt ; on lui a ouvert et drainé les abcès et deux mois après, il a été expédié à Berck complètement guéri de ses adénites, mais souffrant de la tumeur blanche du coude.

Revenu de Berck à l'âge de 15 ans, avec un état général très satisfaisant, il prend le métier de mécanicien, métier qu'il a fait sans fatigue jusqu'au mois de mai de cette année.

A 26 ans, il a reçu dans une rixe plusieurs coups de couteau sur différentes parties du corps, mais il a guéri complètement, en gardant seulement de belles cicatrices.

Histoire de la maladie. — Si le malade faisait son métier facilement, il souffrait cependant depuis 10 ans d'une bronchite avec expectoration muco-purulente, jamais fétide, qui lui venait à peu près pendant les saisons froides ; malgré cela il travaillait toujours.

Le 3 mai 1898, à la suite d'une nuit d'ivresse, il dort dehors, attrape froid et le lendemain le malade ressent de la douleur dans le côté droit de son thorax, la toux s'est reveillée très forte et il crache beaucoup de pus. Il ne peut pas reprendre son travail, reste chez lui pendant deux jours avec un état général mauvais.

Le 6 mai il entre dans le service de M. Mathieu, avec les symptômes de grippe, une fièvre de 39°4, toussant et crachant du pus qui sentait depuis la veille très mauvais.

A la base du poumon droit on constatait de la matité et des râles crépitants.

On le soumet au régime lacté, sans autre traitement.

Il reste dans cet état pendant dix jours ; sans fièvre, sauf les trois premiers jours de son entrée ; le dixième jour à 10 heures du matin le malade a une vomique et rend à peu près un litre et demi d'un pus fétide.

Le lendemain de cet accident il est envoyé chez M. Bazy, à l'hôpital Saint-Louis avec le diagnostic d'un abcès du poumon ou d'une pleurésie enkystée droite, ouverte dans les bronches, mais là ne jugeant pas nécessaire une opération, on le laisse tranquille pendant 26 jours et, voyant que son état général est très satisfaisant, on le renvoie à l'hôpital Audral, présentant seulement les signes d'une bronchite fétide avec une cavité dans le poumon droit à la base.

Dans le service de M. Mathieu on lui donne tous les jours cinq grammes d'hyposulfite de soude à prendre en cachets et un gramme de créosote en lavement.

Le malade a eu encore une vomique d'un litre au mois de juillet, mais depuis, à la suite de ce traitement, l'expectoration a diminué énormément et la fétidité de même.

Le 13 septembre il sort de l'hôpital avec un état général très satisfaisant, avec une toux et une expectoration réduites presque à rien, et sans aucune fétidité.

Il reprend son métier de mécanicien, mais deux jours après son état général redevient mauvais, des frissons, de la fièvre et la toux recommencent, l'expectoration redevient abondante et fétide l'appétit diminue, mais il continue de travailler péniblement.

Le 12 novembre. — Il rentre dans le service de M. Mathieu parce que les jointures sont enflées et douloureuses depuis 2-3 jours (les poignets, les coudes et les chevilles), fièvre 38° à la rentrée, mais le lendemain elle tombe à la normale et les jointures désenflent, les douleurs disparaissent quelques jours après sans aucun traitement.

De plus le malade tousse et crache énormément; l'haleine et les crachats exhalent une odeur fétide.

Le 21 novembre. — L'état général est satisfaisant, bon appétit, pas de fièvre, mais la toux est encore assez fréquente, l'expectoration abondante, les crachats ont l'air arrondi, mais mal limités, tendant à se confondre à leur périphérie ; ils se séparent en trois couches : une supérieure muco-purulente, une moyenne séreuse et une autre inférieure formée d'un dépôt de pus grumeleux.

Les malades du voisinage ne se plaignent pas de la fétidité du malade, on la constate seulement si on s'approche trop du malade, ou si on approche le crachoir du nez ; par conséquent cette odeur n'est pas forte, elle a le caractère d'une odeur âcre, pourrie, fécaloïde.

Si le malade mange avec très bon appétit, ça n'empêche pas que depuis le mois de mai, il a maigri visiblement ; de plus, il a des sueurs la nuit et il a eu quelques filets de sang dans ses crachats, mais jamais une vraie hémoptysie.

Quinze jours avant son entrée à l'hôpital, il a eu dans la rue une vomique tout aussi abondante que les deux précédentes.

Cœur normal, rien aux orifices, pouls régulier.

Le foie déborde de trois travers de doigt, le rebord des fausses côtes, la rate aussi est très volumineuse.

(Le malade avoue qu'il faisait des excès de vin et d'absinthe).

Les reins sont normaux ; pas de signes de néphrite ; seulement, de temps en temps, il est pris d'une polyurie nerveuse passagère, c'est-à-dire le malade est forcé d'uriner tous les les dix ou quinze minutes.

Pas d'albumine, pas de sucre.

La poitrine est bombée en avant, mais il prétend l'avoir toujours eue.

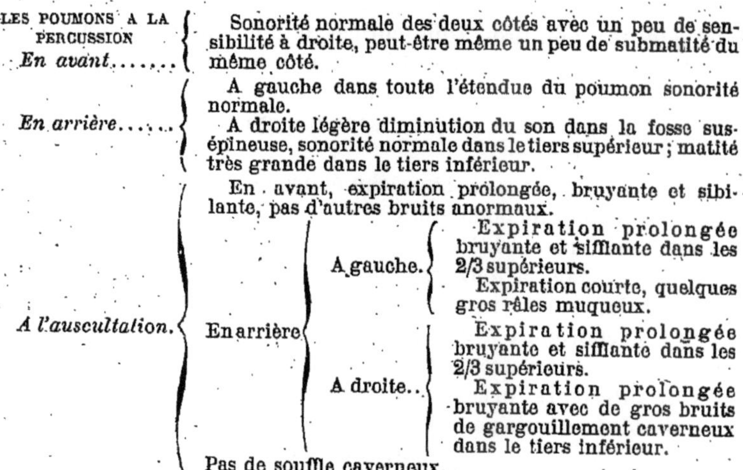

LES POUMONS A LA PERCUSSION

En avant....... Sonorité normale des deux côtés avec un peu de sensibilité à droite, peut-être même un peu de submatité du même côté.

En arrière....... A gauche dans toute l'étendue du poumon sonorité normale.
A droite légère diminution du son dans la fosse sus-épineuse, sonorité normale dans le tiers supérieur ; matité très grande dans le tiers inférieur.

A l'auscultation. En avant, expiration prolongée, bruyante et sibilante, pas d'autres bruits anormaux.
En arrière
- A gauche. Expiration prolongée bruyante et sifflante dans les 2/3 supérieurs. Expiration courte, quelques gros râles muqueux.
- A droite.. Expiration prolongée bruyante et sifflante dans les 2/3 supérieurs. Expiration prolongée bruyante avec de gros bruits de gargouillement caverneux dans le tiers inférieur.

Pas de souffle caverneux.

En somme emphysème avec bronchite dans le poumon gauche, à droite emphysème avec bronchite dans les 2/3 supérieurs et signes de cavité dans le tiers inférieur. Les légers signes du sommet font suspecter une tuberculose, mais l'examen des crachats fait plusieurs fois soit dans le service, soit par moi, n'a pas relevé de bacilles de Koch.

Appareil digestif en parfait état, rien du côté du système nerveux, les doigts du malade sont hippocratiques.

Le 23 novembre. — On l'envoie dans le service de M. Bazy ; là, il est radiographié et sur l'épreuve photographique, on constate une opacité notable et bien limitée à la partie inférieure du poumon droit.

Le reste du poumon s'est laissé très bien pénétrer par les rayons X et n'a laissé aucune trace sur le cliché.

Examen bactériologique. — Les crachats ensemencés dans du bouillon, le bouillon 24 heures après est devenu trouble avec un dépôt au fond du tube, pas de voile à la surface ; au microscope, des coli nombreux, quelques mycélium et de rares pneumocoques.

Sur la gélose (du bouillon) 24 heures après des traînées blanches festonnées à reflet bleuâtre ; au microscope, des coli presque purs, quelques pneumocoques aperçus après avoir décoloré les coli par le Gram.

Un réensemencement de gélose sur gélose donne des coli purs.

Sur la gélatine inclinée, des traînées blanchâtres translucides.

Sur la gélatine en piqûre, une traînée, mince comme une feuille transparente, couverte d'une poussière fine, à la surface pellicule blanchâtre épaisse.

Le lait est coagulé en 24 heures.

Sur la gélose bleuie par la teinture de tournesol, des traînées sans changement de couleur.

Sur la pomme de terre, culture sous forme de traînées jaune-foncé.

Dans les crachats, pas de bacilles de Koch, mais dans les préparations colorées par le bleu de Loeffler des cellules épithéliales, bourrées de coli avec deux ou trois pneumocoques.

Observation XIII.

Kyste hydatique du poumon suppuré et fétide.

Henry, âgé de 20 ans, pêcheur, entré le 31 octobre 1898 à l'hôpital Laënnec, salle Cruveiller, lit 26 (Service de M. le docteur Hirtz).

Antécédents héréditaires. — Son père est mort.

Sa mère bien portante, souffre d'un eczéma à la face.

Ni frères ni sœurs.

Antécédents personnels. — Variole dans l'enfance.

Il souffre tous les hivers d'une bronchite qui dure 8 à 15 jours.

Histoire de la maladie.— Il y a un mois, le malade qui jusqu'alors était bien portant, s'alite parce qu'il se sentait fatigué et avait une toux accompagnée d'une expectoration abondante muco-séreuse.

Peu après, l'expectoration diminue, mais le ventre augmente de volume et devient douloureux ; le malade est extrêmement faible. De plus, il est pris (15 jours après le début de la maladie), de vomissements alimentaires, d'une diarrhée extrêmement fétide, d'un subictère et deux jours après ces symptômes il sent un point thoracique du côté gauche qui lui infligeait de grandes souffrances.

Il a en même temps de la céphalalgie, de la dyspnée, une anorexie à peu près complète, fièvre intense.

Son médecin le soigne avec des sinapismes et des sirops (dit-il à l'intérieur).

Il entre dans le service le 31 octobre.

État actuel. 1er novembre. — Le malade présente une teinte subictérique, les urines sont foncées et présentent la réaction de Gruélin. Le malade est affaibli, il reste couché sur le dos, et se remue difficilement, il est dyspnéique et fébrile.

Il se plaint de douleurs sur les parties latérales du thorax et surtout dans tout l'abdomen, le ventre est en effet tendu, météorisé, extrêmement douloureux à la pression, mais il ne semble pas y avoir de localisation de la douleur.

A l'examen, on trouve aux deux bases de la matité avec suppression des vibrations, un souffle léger du côté gauche avec un peu d'égophonie.

L'examen de l'abdomen montre le foie considérablement augmenté de volume, le rebord inférieur dépasse sensiblement les fausses côtes, la hauteur de la matité mesurée sur la ligne mamelonnaire est de 15 centimètres.

Température 39°4.

2 Novembre. — L'état du malade est sensiblement le même, on fait des ponctions exploratrices à droite et à gauche. A droite, la ponction est blanche, à gauche, on retire un litre de liquide purulent et très fétide.

3 Novembre. — Le malade se sent mieux, le ventre toujours tendu n'est plus douloureux, la dyspnée a diminué sensiblement.

Le foie dépasse moins le rebord des fausses côtes.

Mais l'état général s'aggrave de nouveau et le 6 novembre M. Faure fait une thoracentèse au poumon gauche, il s'écoule a peu près un litre de liquide purulent, fétide et des vésicules hydatiques.

La température qui, à la veille de l'opération, était de 39° 4, descend le lendemain à 37°6 et oscille les jours suivants entre 37° et 37°6, mais comme le malade présente toujours une figure cachectique, il se plaint de ballonnement du ventre ; on lui fait, le 17 novembre, une laparatomie, et on tombe, en arrivant sur le péritoine du petit bassin, sur une nouvelle poche hystique et on fait sortir un litre de pus fétide, qui contenait aussi des vésicules hydatiques.

Depuis, le malade rentre petit à petit en convalescence, la température oscille entre 36° et 37°.

Le 20 décembre, le malade est dans un état très satisfaisant, l'appétit est revenu, les forces en partie, il demande qu'on lui permette de se lever.

Examen bactériologique. — J'ai ensemencé le pus pris dans la plèvre avec une seringue de Pravaz et soit sur le bouillon, soit sûr la gélose, répété plusieurs fois, j'ai constaté des coli et des pneumocoques de Friedlander. Ce dernier se décolorait par le Gram et coagulait le lait (comme le premier).

Cette observation est d'autant plus intéressante que nous avons à faire à une collection fermée, sans communication avec les voies naturelles, par où le colibacille aurait pu venir ; il a donc pénétré par voie sanguine, et tout laisse supposer que son point de départ a été l'intestin, car le malade était atteint d'une diarrhée abondante et fétide, ballonnement du ventre, gargouillement et douleur spontanée, le tout accompagné d'un état général infectieux grave.

CONCLUSIONS

Ainsi qu'on le voit d'après les observations qui précèdent, dans tous les cas que j'ai observés, affections bronchiques, pulmonaires ou pleurales accompagnées de fétidité, le colibacille a été rencontré dans tous les cas, et dans tous ces cas j'ai pu en obtenir des cultures pures après au maximum trois ensemencements successifs.

Et les cas que je publie ne sont pas isolés. Babès, avant M. Toupet, avait déjà, dans quatre cas d'affection bronchique fétide (voyez le chapitre Dilatation des bronches), trouvé un bacille saprogène dont les caractères font penser au microbe que nous étudions.

Ces faits réunis aux miens, font aujourd'hui un total de 15 cas, dont les résultats sont absolument positifs ; je dois d'ailleurs ajouter que les onze malades que j'ai cités sont les seuls que j'ai examinés et que chez aucun d'eux mon hypothèse n'a été en défaut.

Ce bacille, d'ailleurs, ne se rencontre pas dans une affection pulmonaire déterminée ; sa présence coïncide seulement avec la constatation de la fétidité dans les crachats et l'haleine des malades, quelle que soit d'ailleurs la cause de l'expectoration.

On trouve en effet, dans mes observations :

Trois cas de bronchite chronique (Barié, Toupet, Mathieu) ;

Un cas de broncho-pneumonie fétide consécutive à une fièvre typhoïde (Troisier) ;

Un cas de bronchite chronique avec ectasies bronchiques (Letulle) ;

Une pleurésie purulente enkystée fétide (Mathieu) ;

Une broncho-pneumonie tuberculeuse avec fétidité (Hirtz) ;

Un cas de kyste hydatique suppuré et fétide de la plèvre (Hirtz) ;

Trois cas de dilatation des bronches avec gangrène pulmonaire (Chauffard, Hirtz, Merklen).

Avec cet ensemble de 11 cas, auxquels nous pouvons ajouter les 4 cas de Babès, nous croyons pouvoir conclure :

1° Que la fétidité est liée en grande partie à la présence du colibacille dans le parenchyme pulmonaire, les bronches ou les collections localisées du poumon et de la plèvre.

2° Que la fétidité peut n'être dans quelques cas qu'un accident passager dans le cours d'une affection pulmonaire et bronchique.

Dans la bronchite fétide simple que j'ai observée dans le service de M. Barié, dans la broncho-pneumonie de M. Troisier, qui toutes deux ont été suivies de guérison, j'ai pu me rendre compte que l'odeur qui au début était infecte, était allée ensuite en diminuant pour disparaître complètement dans la convalescence, et au fur et à mesure que la fétidité diminuait les coli devenaient aussi moins nombreux et le jour où la fétidité a disparu les coli ont disparu aussi à leur tour.

Si on s'en rapporte au premier chapitre, on peut voir

que là encore la clinique a été d'accord avec l'expérimentation ; j'ai dit en effet que tous mes milieux de culture, qui au début étaient fétides, ne répandaient aucune odeur lorsqu'on les conservait pendant cinq à six jours.

3° A la suite de ces faits, nous pouvons donc nous demander d'où vient le coli-bacille.

D'abord nous devons penser à l'intestin, c'est son lieu de séjour ordinaire et c'est là qu'il acquiert sa virulence avec plus de facilité.

A l'appui de cette hypothèse, je dois citer les cas de kyste hydatique de la plèvre, le cas de broncho-pneumonie post-typhique, le cas de M. Chauffard, où l'affection pulmonaire était accompagnée d'une diarrhée fétide, manifestation évidente d'une entérite ; mais je dois dire que dans tous les autres cas l'intestin fonctionnait bien et jamais je n'ai pu constater de diarrhée.

D'où venait donc le coli-bacille ?

Lesage a publié un travail (cité au chapitre de broncho-pneumonie), dans lequel il démontre que le coli-bacille est en permanence dans l'air des salles d'hôpital et que les enfants pouvaient être atteints de gastro-entérite et de broncho-pneumonie colibacillaires en buvant le lait qui reste exposé à l'air dans des vases non fermés.

Renard, élève de M. Sevestre (Thèse citée au chapitre de broncho-pneumonie) a injecté dans la trachée d'un cobaye des cultures pures de coli-bacilles et a eu de la broncho-pneumonie. Enfin nous-mêmes nous avons répété ces expériences sur le chien, le cobaye et le lapin et nous avons produit des broncho-pneumonies toutes les fois que nous avons introduit le coli-bacille dans la trachée de ces animaux.

Autorisé par ces travaux et ces expériences, nous pouvons donc dire que dans tous les cas où l'origine intestinale n'est pas évidente, le coli-bacille a vraisemblablement pénétré dans la bouche du malade avec l'air inspiré.

Saint-Brieuc. — Typographie Francisque GUYON (2531-12-98).

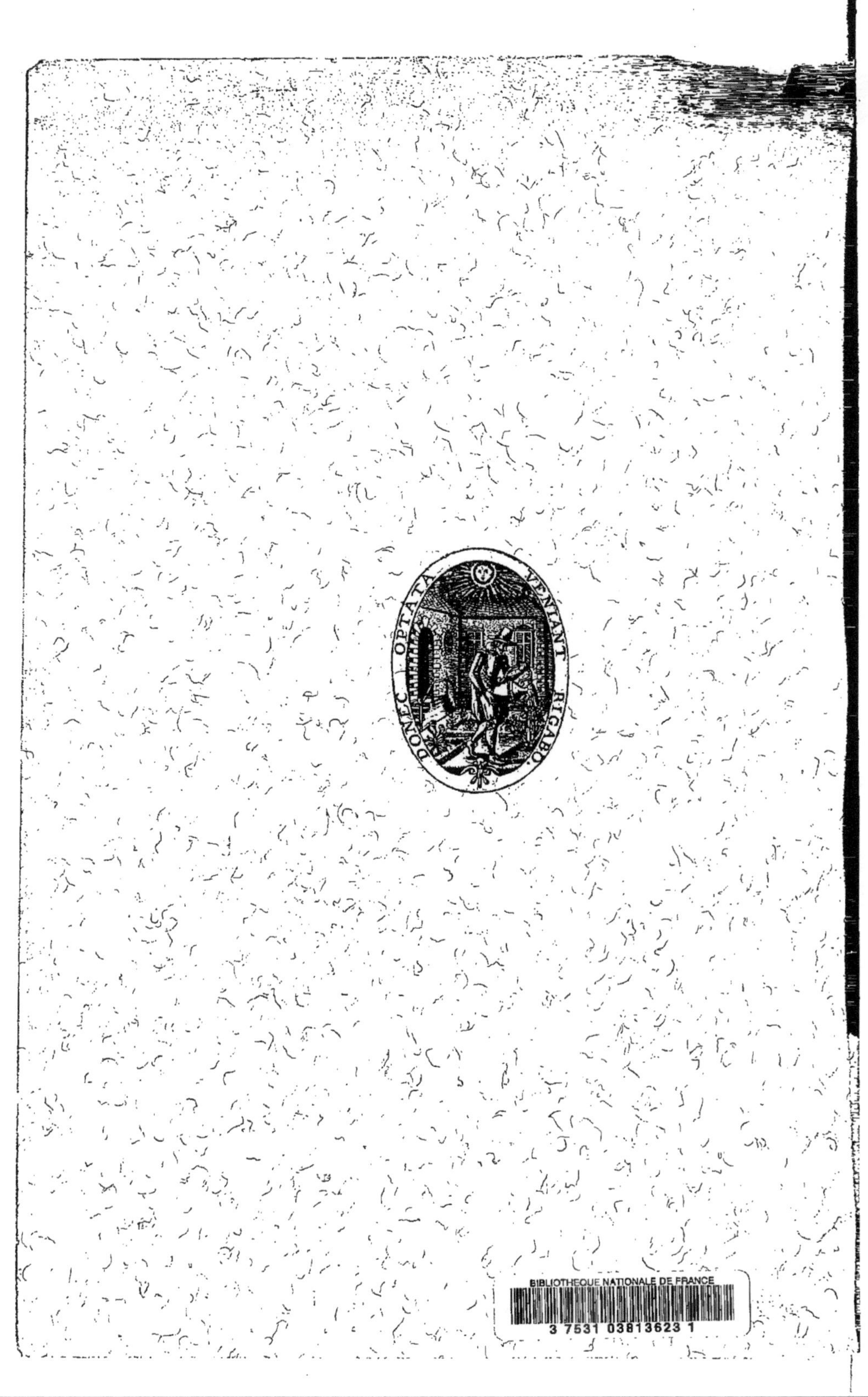
DONEC OPTATA VENIANT RIGABO
BIBLIOTHEQUE NATIONALE DE FRANCE
3 7531 03813623 1

www.ingramcontent.com/pod-product-compliance
Ingram Content Group UK Ltd.
Pitfield, Milton Keynes, MK11 3LW, UK
UKHW020406230726
13925UKWH00003B/1277